Gutman

Grundlage der Homöopathie

D1668286

Grundlage der Homöopathie und das Wesen der Arznei

Eine Neudarstellung von Arzneibildern

Von William Gutman, M. D.

(Übersetzung der englischen Ausgabe)

2., erweiterte Auflage

Karl F. Haug Verlag · Heidelberg

CIP-Kurztitelaufnahme der Deutschen Bibliothek

Gutman, William:
Grundlage der Homöopathie und das Wesen der Arznei: e. Neudarst. von Arzneibildern;
(Übers. d. engl. Ausg.)/von William Gutman. – 2., erw. Aufl. – Heidelberg: Haug, 1987.
  Einheitssacht.: Homoeopathy ‹dt.›
  ISBN 3-7760-0963-2

2. Auflage 1987

Verlags-Nr. 8742 · Titel-Nr. 1963 · ISBN 3-7760-0963-2
Gesamtherstellung: Konkordia Druck GmbH, 7580 Bühl/Baden

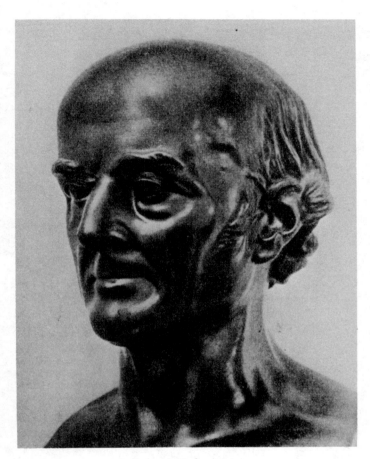

Samuel Hahnemann

Inhalt

IN MEMORIAM

Dr. Maria A. Schreiber
Neubegründerin der Homöopathie
in Österreich

Vorwort

Im Laufe der Jahre wurde der Autor von zahlreichen Kollegen aufgefordert, eine Sammlung seiner Reden und Aufsätze über die Grundlage der Homöopathie und neuartig dargestellte Arzneibilder in gesammelter Form zu veröffentlichen, was hier mit einer Auswahl geschieht.

Die Reihe der Eröffnungsreden, das Wesenhafte und durchaus Eigenständige der Homöopathie hervorhebend, obzwar zu verschiedenen Zeiten und für verschiedene Gelegenheiten gehalten, sind alle durch eine gemeinsame Idee verbunden.

Arzneibilder, wie sie hier geboten werden, sollen nicht das genaue Studium der Symptomatologie ersetzen, wie sie die gewöhnlichen Arzneimittellehren bieten, sondern wollen in einer neuartigen Weise zu einer Erfassung der integrierten Ganzheit des Arzneimittels — als Naturbild, seiner physiologischen, toxikologischen und Prüfungswirkung — führen und damit zu einer Natur und ihre Heilkräfte umfassenden panoramischen Sicht. Solche Wesensforschung hat nichts zu tun mit der alten, oberflächlichen sogenannten Signatur.

Die Grundlage unserer Arzneimittellehre sind die Prüfungen. Sie sind mit wertvollen Steinen in ihrem Rohzustand zu vergleichen, die wie diese geformt und gefaßt werden müssen, um ihre Bedeutung, ihre „innere Wesenheit" zu enthüllen, wie es hier versucht wurde. Daß dieser Versuch nicht ganz umsonst unternommen wurde, beweist, daß bei verschiedenen Gelegenheiten, wenn ein so gefaßtes Arzneibild vorgetragen wurde, in den Diskussionen in verschiedener Weise der Ausdruck gebraucht wurde, daß die „Seele" oder das „innere Wesen" der Arznei offenbar geworden wäre.

In manchen Darstellungen wurde das Bild auf eine breitere Basis gestellt mit einer erweiterten Sicht, in der Arznei und Natursubstanz sich ineinander spiegeln und so die verborgene höhere Form des Simile enthüllen. Es wurde auch noch nicht beachtet, daß eine Prüfung nicht nur die Basis für eine Arznei liefert, sondern darüber hinaus manchmal auch den Schlüssel für ein Verstehen der Natur, der Substanz selbst.

Grundlage der Homöopathie

SIMILIA SIMILIBUS CURENTUR

Hahnemann

Festvortrag
bei der Eröffnung
des Hahnemann-
Jubiläums-Kongresses,
am 4. September 1955 in Stuttgart

Similia similibus curentur
(Ähnliches werde durch Ähnliches geheilt)

Wie ein geheinmisvoller Zauber, vorahnend klare Erkenntnis, raunt es vorerst im Mythos der Vorzeit. „Die Wunde schließt der Speer nur, der sie schlug." So wird Amfortas' Wunde geheilt, und so schließt sich Telephos' Geschwür erst, wenn berührt mit dem Rost vom Speer, der es erzeugte.

Hippokrates hebt zuerst den Zauber ins Licht der erkennenden Erfahrung: „Durch das Ähnliche entsteht die Krankheit und durch Anwendung des Ähnlichen wird sie geheilt". Schon der klar schauende Geist der Griechen erkennt den über das Arzneilich-physische ins Seelische reichenden Heilbereich des Ähnlichkeitsprinzips, wenn Aristoteles in der Vorführung ähnlicher menschlicher Leidenschaften und ihrer Folgen die Wirkung der Tragödie sieht, die in Katharsis, seelischer Läuterung, des Zuschauers ihr Ziel hat.

Es sind gerade die drei Gipfelgestalten der Medizingeschichte, Hippokrates, der Vertreter des Altertums, Paracelsus, der Vertreter des Mittelalters, das der Neuzeit zustrebt, und der dritte große Denker der Heilkunde, Hahnemann, der Vertreter der Neuzeit, die das Ähnlichkeitsprinzip als leitendes Heilprinzip verkünden. Aber erst in Hahnemann erwuchs der Geist, der in einer historisch einmaligen Leistung eine erste Theorie der Medizin als Heilkunde, eine neue Methode der Arzneiforschung, eine neue, umfassende Arzneimittellehre, eine revolutionäre Arzneibereitungslehre, und mit all dem in einem Guß eine neue Heilkunde schuf. Niemals zuvor, niemals seither hat ein Arzt eine gleich große geistige Leistung vollbracht.

Das Jahr 1796 ist das Geburtsjahr der Homöopathie, das Jahr, in dem Hahnemann zuerst das Ähnlichkeitsgesetz klar formulierte. Es ist dasselbe Jahr, in dem Jenner, von der Empirie ausgehend, die erste Kuhpockenimpfung ausführte und damit das Gebiet der Vakzinebehandlung eröffnete. Dieser auf dem Ähnlichkeitsprinzip beruhenden Behandlung hat die Menschheit zum großen Teil die Verhütung der massenmordenden Epidemien zu verdanken. So segensreich wirkt sich das Ähnlichkeitsprinzip bereits auf dem Gebiete der verhütenden Medizin aus. Von gleich umfassender Bedeutung ist es in der Heilkunde selbst.

Drei Methoden sind es letzthin, die der Medizin als Heilkunde zugrunde liegen. Jene, die Hahnemann die anti-pathische oder auch palliative nannte, die, auf dem Grundsatz „contraria contrariis curantur" beruhend, sich der physiologischen Erstwirkung eines Eingriffes oder einer Arznei bedient. Hier wird das Symptom, bestenfalls ein Symptomenkomplex, behandelt, indem eine Funktionsänderung erzwungen wird, um symptomatische Besserung zu erzielen. In der Mitte zwischen dieser und der homöopathischen Methode des Ähnlichkeitsprinzipes steht die Methode der Substitutionstherapie, die dem Körper zuführt, was dieser selbst nicht in genügendem Maße erzeugen kann, wofür die Hormonbehandlung das bekannteste Beispiel ist. Hier können wir auch sinngemäß die antibiotischen Mittel einreihen, da sie substituierend für die Antikörper eintreten, die der Organismus selbst als Abwehrmittel von Infektionen erzeugen soll.

Die dritte Methode, die auf dem Ähnlichkeitsprinzip beruht und am umfassendsten von der Homöopathie dargestellt wird, repräsentiert die eigentliche Heilmethode im engeren Sinn. Ihre Wirkung beruht auf dem Kunstgriff — in genialer Weise von Hahnemann entwickelt —, durch das auf Grund seiner Gesamtähnlichkeit gewählte und so als spezifischer Reiz wirkende Mittel, den Heilungsprozeß als Reaktion und Nachwirkung des Organismus, und somit als echte, selbsttätige Heilung hervorzurufen. So steht das Ähnlichkeitsprinzip sowohl im Mittelpunkt der verhütenden als auch der heilenden Medizin. Es darf uns daher nicht wundernehmen, wenn wir diesem Prinzip im Wirkungsmechanismus aller jener Methoden wiederbegegnen, die auf Anregung der natürlichen Heilungsprozesse beruhen.

In der Physiotherapie, im besonderen in der Hydrotherapie und Balneotherapie, besteht die Heilwirkung in der Hervorrufung der biologischen Gegenwirkung des Körpers, der Reaktion. Der zweiphasische Ver-

18

lauf gehört zur Regel bei allen physikalischen Prozeduren. Hippokrates formuliert schon den homöopathischen Satz: „Kaltes Wasser wärmt und warmes kühlt". So folgt auch die Strahlentherapie im Grunde dem homöopathischen Prinzip.

Die Diätetik ist im wesentlichen Schonungs- oder Substitutionstherapie und nur im Heilfasten echte Therapie. Das Wesen der Wirkung des Fastens beruht wohl auf dem Abbau der krankhaften Ablagerungen im Körper, die, in die Blutbahn gelangend, als autogene, arzneiartige Reize wirken und dementsprechend wie die homöopathisch angewandte Arznei Erstverschlimmerungen und einen ähnlichen Reaktionsablauf hervorrufen können.

Die Mechano- und Bewegungstherapie ist eine gestufte Reiztherapie; hier, wie auch in der hierhergehörigen Chiropraktik, ist das Ähnlichkeitsprinzip gleicherweise wirksam. Bei letzterer Methode wird, wie überhaupt in der Manipulationsbehandlung, eine pathologische Stellung erst verstärkt, ganz wie bei der chirurgischen Einrenkung eines dislozierten Gelenkes, um durch den elastischen Rückstoß der Reaktion zur Normalstellung zu gelangen und durch eine Reizwirkung auf das Nervensystem Heilung anzuregen.

In dem großen, uralten Therapiesystem der Akupunktur mit seinen oft erstaunlichen Erfolgen wird durch die Nadel auf kleinstem Gebiet eine ortsspezifische Wunde als Reiz gesetzt, dem in der Reaktion des Nervensystems die Heilung folgt. In dem verwandten, zukunftsträchtigen Gebiet der Neuraltherapie genügt oft die abermalige Störung des zentralen Störungsfeldes durch den Einstich der Nadel, um den Heilungsprozeß anzuregen.

Die Psychotherapie, dieser bedeutende neuere Zweig der Heilkunde, beruht als echte Heilmethode ebenfalls im Grunde auf dem Ähnlichkeitsprinzip. Das Wesen ihrer Wirksamkeit liegt in der Gegenüberstellung der Person mit ihrem Tiefen-Ich, aus welcher erschütternden Begegnung — similia similibus — die Heilung erwächst. Der in die Sphäre des Unbewußten auf den wunden Punkt eindringende Reiz der Sonde des Bewußtseins ruft oft heftige Erstverschlimmerungen als Heilreaktion hervor. Die Gesetze der kompensatorischen Reaktion, die Auffassung von der Zielgerichtetheit der seelischen Lebensprozesse sind gemeinsam mit der Homöopathie. Die Begriffe von Verdrängung und Komplexbildung, das Wiederauftreten alter Beschwerden und Erscheinungen sowie die Metastasierung von Symptomen sind Begriffe und Vorgänge, die sich — nur in anderer Terminologie — auf biologischer Ebene in der Hahnemannschen Pathologie, besonders der chronischen Krankheiten, wiederfinden.

So umfaßt der Ähnlichkeitsgedanke als übergeordnetes Heilprinzip alle Methoden echter Heilung und Krankheitsverhütung, die auf mitsinniger Leitung der vis medicatrix naturae, der Naturheilkraft, beruhen.

Hahnemanns gewaltiger Versuch, auch in der Krankheitslehre durch einen übergeordneten Begriff, den der Psora, Einheit herzustellen, wird erst verständlich, wenn wir nicht mehr nur die einzelne Erkrankung sehen und behandeln, sondern dem inneren Zusammenhang der einzelnen Erkrankungen innerhalb eines Lebens nachgehen, und sie als Eines, als die individuelle Lebenskrankheit, erkennen und behandeln lernen.

Die einheitliche Auffassung der Krankheit selbst als psychosomatischer Vorgang war Hahnemann bereits selbstverständlich und als erster und einziger vermochte er sie arzneitherapeutisch in die Praxis der Behandlung umzusetzen.

Die aus der Anwendung des Ähnlichkeitsprinzipes sich ergebenden gesetzmäßigen Vorgänge in Krankheitsablauf und Behandlung sind von Hahnemann im „Organon" in allgemein gültigen biologischen Regeln niedergelegt worden, wodurch zum ersten Mal die Heilkunde zur eigenständigen Wissenschaft wurde. Zum ersten Mal wird hier eine Biologik geschaffen, eine Logik des Lebens, und nicht unbegründet trägt Hahnemanns theoretisches Hauptwerk den Namen „Organon", gleich dem aristotelischen, das die Grundlagen der Logik, und dem Bacons, das jene der Naturwissenschaft begründet.

Aber Hahnemanns kühl und kühn beobachtendes und forschendes Genie strebt weiter und läßt ihn mit seiner Entdeckung der Wirkung immaterieller Arzneizubereitungen — entgegen dem theoretischen „Unmöglich", das eine spätere Physik seiner Feststellung entgegenhalten wird — gleich einem Reiter über den Bodensee das Ufer erreichen, das das Ufer einer neuen Welt sein mag. Die für den unvoreingenommen-kritischen Beobachter immer wieder bestätigte Wirkung echter, immaterieller Hochpotenzen bestätigt möglicherweise zugleich das Vorhandensein einer anderen Ebene der Erscheinungswelt. Hahnemanns „Dynamis" oder „geistartige Lebenskraft" ist Aristoteles' Entelechie, wieder aufgenommen vom modernen Neovitalismus, und wir betreten hier vielleicht mit einem revolutionären Durchbruch durch die Schranken gegenwärtig gültiger Welt- und Naturanschauung das Reich anderer Energien, der Energien der vis formativa, das Reich der Bildekräfte.

Wollen wir die Grundlagen des Ähnlichkeitsprinzipes und der sich hieraus ergebenden phasischen Doppel- und Umkehrwirkung der Arznei noch weiter in die Tiefe verfolgen, dann erscheinen sie in jenem Gesetz der Entwicklung, das der zu den „Müttern" der Erkenntnis herabsteigende Geist Goethes als das Gesetz von Polarität und Steigerung erkannte. Aus dem polaren Aufbau der Erscheinungswelt ergibt sich auch die polare, phasische Doppelwirkungsmöglichkeit der Arznei, und aus Wirkung und Gegenwirkung, Erst- und Nachwirkung die Steigerung, das Aufsteigen zur höheren Ebene dauernder Gesundheit. In der homöopathischen Umkehrwirkung der Arznei steigert sich Gift zum Gut, und Krankheit erhält ihren Sinn, wenn richtig geleitet, als homöopathischer Anreiz zu ihrer eigenen Überwindung und Umkehr zu höherer Gesundheit.

So sprach es auch ein Meister der Homöopathie, Emil Schlegel, aus:

> In allem, was uns schlimm begegnet,
> Hat uns die Umkehr Gott gesegnet
> Und deutenden Verstand als Macht.
> Er löst durch ungezählte Gnaden
> Das Leben aus Gefahr und Schaden
> Und schenkt uns Sterne in der Nacht.

Wie über das Gebiet von Krankheit und Gesundheit reicht die Wirksamkeit des Ähnlichkeitsprinzipes als eines allgemeinen Lebensgesetzes tief in das Leben und die Zeit, die gerade heute von „Gefahr und Schaden" umwittert ist wie keine zuvor. In unübertrefflicher Prägung zeigt der große Staatsmann Winston Churchill, wie diese Gefahr, die Gefahr der Zerstörung durch die Atomgewalten, schließlich durch sich selbst gebannt werden mag, und so ist seine Lösung ganz im Geiste der Umkehrwirkung des homöopathischen Heilprinzipes:

„Durch einen Prozeß höchster Ironie mag die Welt einen Punkt erreichen, wo Sicherheit das kräftige Kind der Furcht und Überleben das Zwillingsgeschwister der Vernichtung sein wird."

So wird Gefahr der Zerstörung Weg zum Frieden, und im Geiste des homöopathischen Heilprinzipes in seiner allgemeinsten Ausprägung begegnen sich die Stimme des modernen Staatsmannes und — aus der Tiefe der Zeiten dringend, den Sinn der Krankheit als Befreiung von aller Krankheit erkennend — die Stimme des östlichen Weisen Laotse:

> Der Berufene ist frei von Leiden.
> Weil er an seinem Leiden leidet,
> Darum ist er frei von Leiden.

Freiheit von Leiden in echter, dauernder Weise errungen, das ist das Ziel der Homöopathie, das war das Ziel ihres großen Schöpfers, Christian Friedrich Samuel Hahnemann.

Mögen wir zum Abschluß auch aller jener gedenken, die Hahnemanns Lehre folgten und sie so gegen alle Angriffe lebendig erhielten, aller jener, die sein Werk ausbauten, wie auch der Laien, die es förderten. Befinden wir uns doch in einer Stadt, die durch die großherzige Tat eines Laien zu einer Pflanzstätte und einem Zentrum der Homöopathie wurde, und die uns heute gastlich empfängt.

Wandernd durch die Straßen dieser schönen Hauptstadt des Schwabenlandes erregt es unsere Bewunderung zu sehen, wie folgend der Erstwirkung der Zerstörung die positive Nachwirkung des Aufbaus in echt homöopathischer Reaktionsweise erfolgt, erinnernd an Giordano Brunos Wort der Wirkungsumkehr: „Ist nicht das Äußerste der Zerstörung Anfang der Erzeugung?" Aber traurig ist es zugleich zu bedenken, was an Leben und Kulturgütern unwiederbringlich der Gewalt zum Opfer gefallen ist. Wieder steht mahnend vor uns noch eine andere, allgemeinere Bedeutung des homöopathischen Heilprinzipes. Wenn wir an die mitsinnige Wirkung der Homöopathie denken, die dienend mit der Natur geht, statt sie mit Gewalt zu unterdrücken, und eben darum die größte Wirkung durch den mildesten Anreiz der homöopathischen Dosis erzielt, erkennen wir hier nicht wirksam das größere Prinzip der Gewaltlosigkeit?

Wie Gewalt mit Notwendigkeit alles und sich selbst zerstört, lehrte wieder Geschichte unserer Tage, da Gewalt in brutalster Form zur Führerschaft aufsteigen konnte, das Schicksal eines ganzen Landes in die Hand nahm und ein Meer von Tränen und Blut über die Welt brachte.

Darum möge heute, da Vertreter vieler Nationen sich hier versammeln, um sich vor einem gewaltigen, deutschen Genius zu beugen, Ihnen, den echten Jüngern Hahnemanns, voranleuchten das Wort, das Hahnemanns großer Schüler Hering unserer Lehre als Motto vorausschrieb, das Wort, in dem der Herzschlag der Homöopathie lebt:

„Die milde Macht ist groß"

Hippokrates-Gedenkrede*

An dieser Stelle, an der 2000 Jahre medizinischer Geschichte uns anblicken, müssen wir diese Geschichte, ihre Wurzeln und ihren Verlauf von einem höheren Gesichtspunkt als sonst üblich betrachten.

Hippokrates und Hahnemann

Wie eine spätere Geschichtsschreibung einmal erkennen wird, erschienen in der Heilkunde 2 Persönlichkeiten von fundamentaler Bedeutung: Hippokrates und Hahnemann. Der weite Weg über 2 Jahrtausende von einem zum anderen sei beschrieben.

Hie Kos, hie Knidos. Die beiden Schulen symbolisieren die polare, ewige Dichotomie der Heilkunde.

Hippokrates und seine Schule Kos: Nicht die Krankheit, sondern das kranke Individuum.

Knidos: Klassifizierung der Krankheiten und Behandlung der Krankheit.

Kos: Erfassung der abweichenden, individuellen Symptome.

Knidos: Schaffen von Krankheitstypen. Knidos wird in „Dieta in acutis" getadelt, nicht zu individualisieren, schematische Krankheitstypen zu beschreiben und Heilmittel schablonenmäßig zu verwenden.

Knidos verliert sich in Einzelheiten und treibt Lokalpathologie. Hippokrates spricht: „Mir aber scheint es angebracht, meinen Blick auf das Ganze zu richten."

Kos betrachtet und beschreibt das Phänomen, Knidos sucht nach Erklärung. Kos gibt eine ins einzelne gehende Beschreibung des individuellen Falles und betont die große Wichtigkeit sämtlicher modifizierenden Einflüsse aus der menschlichen Umgebung. Hippokrates spricht: „Ich halte es für einen wichtigen Teil der Kunst, über das schriftlich Niedergelegte ein richtiges Urteil fällen zu können, denn wer das versteht und anwendet, scheint mir in bezug auf die Kunst keinem bedeutenden Irrtum verfallen zu können."

---

* Gehalten zur Hippokratesfeier der Internationalen homoöpathischen Liga 26. 9. 1968 im Asklepieion auf Kos.

Kos stellt in den Mittelpunkt die Prognose und das Heilen, damit die Krankheit als Prozeß und die Medizin als Heilkunde. Knidos verfolgt anatomische Studien, Lokalpathologie, Lokaltherapie und Chirurgie und behandelt das Resultat.

Kos hält sich an die alles verbindenden, strömenden Säfte und deren Leitung. Knidos liebt der Physik entsprechende Erklärungen.

Kos erhebt die „Physis" in ihrer individuellen Ausprägung zum Zentrum seiner Philosophie. Hippokrates spricht: „Die Naturen (physis) sind die Ärzte der Krankheiten."

Erkennen wir homöopathischen Ärzte wo wir stehen? Wir sind die letzten Hippokratiker.

Und schließlich spricht Hippokrates: „Die Beschwerden der Kranken werden geheilt durch ihnen entgegengesetzte Behandlungsweisen. Dies gilt für jede Krankheit . . . Ein anderer Weg ist dieser: die Krankheit entsteht durch Einflüsse, die den Heilmitteln ähnlich wirken, und der Krankheitszustand wird beseitigt durch Mittel, die ihm ähnliche Erscheinungen hervorrufen."

Nach mehr als 2000 Jahren erklärt vor aller Welt ein anderer Arzt: „Similia Similibus Curentur." Er schafft eine neue Heilkunde, eine neue Forschungsmethode, eine neue Arzneibereitung und benennt sie griechisch: homoios pathos — Homöopathie.

Wir stehen dieser Entwicklung gegenüber vor einem vollkommenen Rätsel. Wie war es möglich, daß der Similegedanke, abgesehen von einem anderen Großen, Paracelsus, der aber ohne Folgen blieb, für 2000 Jahre aus dem Gesichtskreis der Heilkunde verschwand?

Hier müssen wir tauchen in den Abgrund der Vergangenheit und der Gedanken zweier gewaltiger Denker: Demokritos, dessen Gedanken zwei Jahrtausende menschlichen Denkens bis zum heutigen Tage eröffnete, und Herakleitos, dessen Gedanken noch heute in die Zukunft weisen. Sie waren mit Hippokrates Zeitgenossen aus dem 5. Jahrhundert vor unserer Zeitrechnung, der großen Zeit des klassischen Griechenlandes.

Leukippos schuf die Grundlagen, die Demokritos ausbaute. Ihre Gedanken sind uns durch andere, wie Aristoteles und Diogenes Laertius überliefert. Demokritos erklärt: „Die ewig im leeren Raume sich bewegenden Atome stellen die Wirklichkeit dar." Er erklärt die Atome als qualitätslos. „Süß und bitter, warm und kalt existieren nur nach der herkömmlichen Meinung und ebenso die Farben; in Wirklichkeit existieren nur die Atome und das Leere."

„Diese Bewegung erfolgt, wie es der Zufall gerade will ... infolge eines jeder Ordnung baren Antriebs." Aristoteles schreibt: „Demokritos, der es ablehnt von einer Zweckursache zu sprechen, führt alles, dessen sich die Natur bedient, auf die Notwendigkeit zurück." Das Weltgesetz ist für ihn die physikalische Kausalität, das Kausalitätsgesetz.

Dionysius zitiert als berühmtes Wort des Demokritos „daß er lieber eine einzige Ursache einer Naturerscheinung finden möchte, als König der Perser zu werden".

Nun hebt eine gewaltige Antithesis an: Nicht die Atome sind die eigentliche Wirklichkeit, nicht eine atomisierte Welt. Herakleitos sagt: „Wenn ihr nicht auf mich, sondern auf den Logos hört, ist es weise anzuerkennen, daß alles Eins ist." „Alles geschieht nach dem Logos." Logos, der „Geist" als der „Sinn", das „Tao" des Westens ist die Wirklichkeit. Nichts geschieht letztlich nach physikalischer Ursache, sondern: „Alles geschieht nach diesem Logos", er ist das Weltgesetz.

Es ist ein großer Moment in der Geschichte der westlichen Welterkenntnis: Zum ersten Male denkt ein Mensch das Atom und zum ersten Male denkt ein Mensch den „Geist", Logos, als die letzte Wirklichkeit.

Vom Logos, dem „Sinn", der alles ordnet und integriert, geht der Weg zur „Entelechie" des Aristoteles, dem „Archeus" des Paracelsus und zur „Dynamis" Hahnemanns.

Thesis des Demokritos — Antithesis des Herakleitos: Die Bewegung der Atome erfolgt nicht, wie es die Zufälligkeit will, und nicht einer Notwendigkeit frei von jeder Zweckursache folgend, sondern: „Nur eins ist weise, den einsichtsvollen Willen zu erkennen, der alles durch allen hindurchsteuert."

Die Entelechie, ein „innewohnendes Ziel", der Archeus als „Bildner", die Dynamis als „geistartige Lebenskraft" helfen, alles durch alles zu steuern, es zweckvoll verbindend zum Ganzen.

Nicht folgt alles Geschehen einer mechanischen Kausalität, sondern: „Alles Geschehen erfolgt infolge eines Gegensatzes." Nicht qualitätslos wirbeln Atome durch den leeren Raum, sich nach Demokritos durch Stoß und Schlag aneinander heftend, sondern: „Alles ist Austausch des

Feuers (der Ursubstanz) und Feuer Austausch von Allem. Dieses wird sich wandeln zu jenem und jenes wieder sich wandeln zu diesem." „Der Weg auf und ab ist derselbe."

In gewaltig-bildhafter Schau wird durch Heraklit das polare Weltbild und Denken enthüllt, dem auch die Homöopathie angehört.

Übergeordnet dem Prozeß der Kausalität und ihn lenkend ist der aus polaren Gegensätzen hervorgehende zielgerichtete, alles zum Ganzen integrierende Prozeß der Wandlung, der Metamorphose. Er geht „biphasisch" vor sich, im „Auf und Ab" der polaren Gegensätze, in actio und reactio, und so in Erstwirkung und entgegengesetzter Nachwirkung der homöopathischen Arznei. Die Homoeostasis bewirkt, daß jedem Eingriff in lebendiges Geschehen die entgegengesetzte Reaktion erfolgt, auf ihrer Tatsache beruht die Aktion der nach dem Simileprinzip angewandten Arznei, das harmonische Gleichgewicht herbeiführend. „Bei den organischen Wesen sind alle Organe am Gleichgewichtszustand des Lebens beteiligt. Die Wirkungen der einen laufen in einer bestimmten Richtung, die der anderen sind diesen entgegengesetzt. Aber alle vereinen sich letztlich in ihrer Wirkung zu einer Harmonie" (Polonovski: Biochémie Médicale"). Herakleitos spricht: „Das Widerstrebende zusammenzufügen und aus dem Unstimmigen die schönste Harmonie." Die Pole, so auch die erst und entgegengesetzte Nachwirkung der Arznei sind miteinander verbunden zur höheren Einheit, beide den Organismus unterstützend: so wirkt die homöopathische Arznei als Regulator, herstellend „die schönste Harmonie".

Auch nicht ist die Bewegung eine Bewegung von ewig her der Atome, sondern: „Das All aber lenkt der Blitz" (aus dem Urfeuer), der plötzlich sich manifestierende schöpferische Akt. Nicht kausales Denken, sondern der schöpferische Blitz der Intuition bringt durch Er-Leuchtung die grundlegende Erkenntnis, die Beobachtung und Logik weiter entwickeln. Aus solchem schöpferischen Blitz wurde auch historisch die Homöopathie geboren.

Die Vorstellungen, entwickelt von Demokrit, hatten weitreichende Folgen. Die Realität des Atoms wurde zuerst nur theoretisch angenommen, aber 2000 Jahre später wurde der Beweis seiner Realität erbracht. Frei von jedem teleologischen Denken, ausschließlich auf physikalischer Kausalität und dem Kausalitätsprinzip im allgemeinen basiert, erhob sich die moderne Wissenschaft, zuerst begründet von Demokrit. Sie drängt nach jener „causa", für die Demokrit nicht ausgetauscht hätte, „König von Persien zu werden". Dies ist auch die grundlegende Gedankenrichtung der modernen Medizin, in ihrem nun folgenden Bestreben eine exakte Wissenschaft zu werden. Ihr Denken ist ausschließlich kausal, sich entwickelnd vom „anatomischen" Denken in der Pathologie zu einem Denken in Begriffen der Molekularbiologie, die gefolgt werden wird von einer Molekularpathologie, mit dem logischen Endziel einer Atombiologie und -pathologie. Vor 2000 Jahren zog schon der Arzt Asklepiades die Konsequenzen von der Vorstellung des Demorit über das Atom: „Alle Krankheit ist nichts als eine Störung in der Bewegung der Atome". Mit der Wissenschaft entwickelt sich die Technologie. Diagnose wird eine Angelegenheit der „Denkmaschine", des Computers, und technologische Medizin macht schon alle Anstalten für die Implantation vieler Organe auf künstlichem Wege. Was für ein enormer, bewunderungswürdiger Erfolg in der Behandlung der *Resultate* der Krankheit!

Im Ende soll Wissenschaft ein System von Gleichungen von Zahlen werden. Aristoteles schrieb schon über Leukippos und Demokrit: „In solcher Weise, entsprechend der Anschauung jener Philosophen, werden alle Dinge zu Zahlen und nehmen ihren Ursprung von Zahlen". Von hier führt der Weg zu Galilei: „Zu messen Alles was gemessen werden kann und Alles meßbar zu machen, was noch nicht gemessen werden kann".

Hippokrates aber spricht: „Ein Maß jedoch, sei es Gewicht oder Zahl, als ein Leitziel dienend, wirst Du nicht finden; es gibt nichts anderes als die Gefühlsempfindung des Körpers". Die „Gefühlsempfindung" erfaßt die Qualität der Dinge, die Phänomene. Quantität, Zahl kann im eigentlichen Krankheitsprozeß nicht gefunden werden, da er ein Lebensprozeß ist. Das kausal-analytische Denken ist konfrontiert mit dem phänomenologisch-synthetischen Denken, das quantitative Bild der Physik mit dem qualitativen Bild des Lebendigen. Dessen erster Repräsentant im westlichen Denken war Heraklit, dessen großer Repräsentant im medizinischen Denken Hahnemann.

Wollen wir nun aus der Vogelschau die großen Züge der Entwicklung der Heilkunde betrachten und uns fragen: wo steht die Homöopathie? Für 2000 Jahre beherrschte eine scholastisch verknöcherte Form des Hippokratismus als Galenismus die Medizin. Seit nicht viel mehr als einem Jahrhundert haben die Gedanken des Demokritos in ihrer modernen Auswirkung auch die Heilkunde erreicht, Großes hervorgebracht, mit Großem noch zu erwarten. Auf ihrem letzten Grunde beruht sie noch immer auf dem ersten Prinzip der hippokratischen Heilregel „die Beschwerden der Kranken werden geheilt durch ihnen entgegengesetzte Behandlungsweisen". Was die „Beschwerde" macht, sind die Resultate der Krankheit, die eine „dynamische Verstimmung" des Lebensprozesses ist. Die einzige Ausnahme innerhalb der „Allopathie" bildet die „homöopathische" Isotherapie, gleichfalls geschaffen von einem Außenseiter, dem großen Pasteur. Als Isopathie folgt sie bereits der zweiten Regel des Hippokrates, der Grundregel der Homöopathie.

So ist die Art des Denkens und Vorgehens, die die Medizin seit 2000 Jahren bis auf unseren Tag beherrscht, diametral entgegengesetzt der Art des Denkens und Vorgehens in der Homöopathie, so daß es dadurch unvermeidlich war, daß das homöopathische Heilgesetz nach Hippokrates vom Horizont der Medizin verschwand.

Historisch steht — und entstand zwischen Vergangenheit der alten Humoralpathologie und Gegenwart der naturwissenschaftlichen „knidisch-demokritischen" Medizin — die Homöopathie, ihrer Idee nach nicht ursächlich forschend, sondern nach phänomenologischer Methode vorgehend, „koisch", dem echten Hippokratismus folgend — aber mit einem gewaltigen Schritt „heraklitisch" über ihn, aber auch über die naturwissenschaftliche Medizin in die Zukunft hinausschreitend. Die immaterielle Arzneidosis, nach dem Ähnlichkeitsgesetz phänomenologisch angewandt, wirkt auf die immaterielle „Entelechie" als Regulator, der „Alles durch Alles hindurch lenkt", „Das Widerstrebende zusammenstimmend zur schönsten Harmonie", jener Harmonie von Körper und Geist, die wir Gesundheit nennen.

Nachbemerkung

Erst nach Abfassung der Hippokratesgedenkrede fand ich in Hahnemanns erster auf die Simileregel bezüglichen Schrift „Versuch über ein Prinzip zur Auffindung der Heilkräfte der Arzneisubstanzen" die folgende Bemerkung: „Eine so prekäre Bildung der wichtigsten Wissenschaft — wie etwa der Zusammenflug der epikurischen Atome (Epikur war

Nachfolger Demokrits) zur Weltentstehung — konnte des weisesten und gütigsten Menschenerhalters Wille nicht sein." Die Stelle ist eine überraschende Bestätigung der Antithese „Atom — Logos", letzterer dem entsprechend, was Hahnemann hier und auch sonst oft als „Vorsehung", jenes „Alles durch Alles" zweckvoll durchführende Prinzip nennt, und womit er sich klar in die Reihe der „antiatomistischen" Denker einreiht.

Das Fundament des Ähnlichkeitsgesetzes

Rede zur 150-Jahresfeier des „Organon"*

Hahnemann erklärt in Paragraph 63 des „Organon":

Jede auf das Leben einwirkende Potenz, jede Arznei, stimmt die Lebenskraft mehr weniger um und erregt eine gewisse Befindensänderung im Menschen auf längere oder kürzere Zeit. Man benennt sie mit dem Namen: Erstwirkung. Sie gehört, obwohl gleich ein Produkt aus Arznei- und Lebenskraft, doch mehr der einwirkenden Potenz an. Dieser Einwirkung bestrebt sich unsere Lebenskraft ihre Energie entgegen zu setzen. Diese Rückwirkung gehört unserer Lebens-Erhaltungskraft an und ist eine automatische Tätigkeit derselben, Nachwirkung oder Gegenwirkung genannt."

In diesem Paragraph liefert Hahnemann im Grunde genommen die Erklärung der Wirkungsweise der nach Symptomenähnlichkeit gewählten Arznei. Wir haben hier vor uns das biologische Gesetz von Aktion und Reaktion zwecks Wiederherstellung eines gestörten Gleichgewichtszustandes.

Auf physikalischem Gebiet begegnen wir zunächst allenthalben dem Prinzip von actio und reactio, deren Wirkung nach Newton immer gleich bleibt und in der Mechanik der Gleichgewichtslage der Erhaltung des Schwerpunktes dient. Die Bewegung kreisender Körper, wie der Planeten, beruht auf der Zentripetalkraft, der Gravidität, der als Reaktion die Zentrifugalkraft des sich bewegenden Planeten das Gleichgewicht hält.

Auf dem Gebiet der Geologie finden wir die Erscheinung der Isostasie, des Ausgleichs der verschiedenen Schwerefelder, hoch und tief gelegener Schollen der Erdkruste, der leichteren Kontinentalschollen und der schwereren subozeanischen Schollen, wodurch ein für die Erhaltung des Gleichgewichts nötiger Schwereausgleich erzielt wird.

Auf physikalisch-chemischem Gebiet gilt das verwandte Prinzip von Le Chatelier, das besagt: Wenn eine Störung ein im Gleichgewicht befindliches System erfaßt, tritt eine Zustandsänderung solcher Art ein,

---

* Gehalten anläßlich des Gedenkkongresses unter den Auspizien der „Liga Homoeopathica Internationalis Medicorum", Juli 1960 in Montreux.

33

daß das Gleichgewicht in einer Richtung verschoben wird, die danach strebt, den Effekt der Störung aufzuheben.

Auf biologischem Gebiet erscheint dasselbe Grundprinzip in der Form des Pflügerschen teleologischen Causalgesetzes: Die Schädigung ist zugleich die Ursache der Beseitigung der Schädigung. Oder auch anders ausgedrückt: Die Ursache des Bedürfnisses ist zugleich die Ursache der Befriedigung des Bedürfnisses. — Ein automatischer Selbstregulierungsprozeß biologischer Aktion und Reaktion dient allenthalben der Erhaltung des Gleichgewichtes im Bereiche des Lebendigen.

Überall im Bereich der gesamten belebten Natur finden wir dasselbe Gesetz des Gleichgewichtes, von „checks and balances", das in den ökologischen Beziehungen der Lebewesen zum Ausdruck kommt. Jedes Miteinander erfordert ein Gegeneinander, um jeder Species und jedem Individuum Selbständigkeit der Entwicklung zu sichern und gleichzeitig das Zusammenexistieren in der Lebensgemeinschaft zu wahren. Für die Medizin bedeutungsvoll wurde das biologische Gleichgewicht im Antagonismus mikroskopischer Lebewesen, niederer Pilze und Bakterien, ein Gegensatz, der bereits Pasteur bekannt war. Wäre man denkend einem solchen Naturgesetz nachgegangen, wären *Penicillin* und die antibiotischen Heilmittel durch echte Forschung und möglicherweise viel früher gefunden worden statt, wie es geschah, durch puren Zufall.

In der Evolutionslehre wurde das gleiche Prinzip des Gleichgewichtes von Geoffroy de Saint-Hilaire und auch von Goethe in der Weise ausgesprochen, wonach in der natürlichen Entwicklung ein Gesetz der Kompensation wirksam ist, so daß ein Übermaß der Entwicklung eines Organes wettgemacht wird auf Kosten eines anderen Teiles des Organismus im Wege eines „Balancement des organes".

Die Erhaltung des biologischen Gleichgewichtes im Organismus wurde von Claude Bernard mit den Worten ausgedrückt: „Es ist die Beständigkeit des inneren Milieus des Organismus, die die Bedingung für freies, unabhängiges Leben ist". „Alle vitalen Mechanismen, wie verschieden sie immer sein mögen, haben alle nur ein Ziel, die Lebensbedingungen im inneren Milieu konstant zu erhalten" (Leçons sur les phénomènes de la vie). — „Kein bedeutungsvollerer Satz wurde jemals von einem Physiologen formuliert", schrieb der hervorragende englische Physiologe Haldane.

Cannon, der große amerikanische Physiologe, prägte für die Erhaltung des Gleichgewichts innerhalb des Organismus den Ausdruck Homöostasis. Die beständigen Bedingungen, die im Organismus erhalten werden, werden von ihm als Equilibria bezeichnet. Homöostasis wird erzielt durch wechselweise Aktion einer Reihe integrierter und komplexer, kompensatorischer Organfunktionen, die automatisch bei jeder Änderung des inneren Milieus in Tätigkeit treten. Der Automatismus ist so ausgesprochen: „Wenn ein Faktor bekannt ist, der einen in Homöostase befindlichen Zustand in einer bestimmten Richtung verändern kann, ist es logisch, für eine automatische Kontrolle dieses Faktors zu suchen oder für Faktoren, die den entgegengesetzten Effekt haben". „Die Störung bringt ihre eigene Wiederherstellung", sagt Cannon, damit auf seine Weise dasselbe wie das Pflügersche Gesetz — und das Similegesetz — ausdrückend. „Wenn ein Zustand stabil bleibt, dann ist es, weil jeder Tendenz, die auf Änderung gerichtet ist, automatisch begegnet wird durch vermehrte Wirksamkeit jener Faktoren, die der Änderung widerstehen". Hier finden wir auf biologischer Ebene, was das Le-Chateliersche Prinzip auf der physikalisch-chemischen ausdrückt.

Zahlreiche Beispiele aus der Physiologie zeigen das Wirken des Prinzipes der Homöostasis. Die Erhaltung der Blutspiegelkonstanz der in Serum und Plasma vorhandenen Stoffe ist eine der wichtigsten Bedingungen des Lebens. Das Säure-Basen-Gleichgewicht wird automatisch vor allem durch die Atmung reguliert, dergestalt, daß der Kohlensäuregehalt des Blutes und der Gewebe selbst wieder die Atmung automatisch rückreguliert. Der Blutzucker wird vor allem durch das Gegenspiel von Insulin und Adrenalin, mit der Leber als Hauptdepotorgan, reguliert. Die Körpertemperatur wird durch ein System antagonistisch-synergistischer Innervationen konstant erhalten. Der Mineral-Stärke-Fett-Eiweißstoffwechsel und der Grundumsatz unterliegen ähnlichen automatischen, sich das Gleichgewicht haltenden Funktionen, die ihrerseits unter der Direktion des autonomen Nervensystems stehen. Dieses selbst bezieht seine regulatorische Wirksamkeit von der Zweiteilung in die antagonistisch eingestellten Sympathikus- und Parasympathikusinnervationen. Auf der Ebene der anorganischen Materie im Körper, des Mineralstoffwechsels, finden Regulationen durch das Spiel antagonistisch eingestellter Ionen, von Kalium und Calcium, Natrium und Kalium, Calcium und

Magnesium statt, auf der Ebene der vegetativen Körpersäfte durch den regulativen Antagonismus zahlreicher Hormone, auf der neuralen Ebene durch die antagonistische Innervation von Vagus und Sympathikus, auf der zerebralen von Hirnrinde und Hirnstamm, und auf der letzten, geistigen, von Bewußtem und Unbewußtem. Überall finden wir in der Organisation des Lebendigen das gleiche Prinzip der Erhaltung des Gleichgewichts durch Synergismus antagonistischer Funktionen.

Auf dem Gebiet der Psyche schließlich ist das Gesetz der Regulation durch kompensatorische Wiederherstellung eines gestörten Gleichgewichts durch Adler und Jung deutlich gemacht worden. Adlers Lehre der spezifischen Organ-Minderwertigkeit und des psychischen Minderwertigkeitsgefühls und deren Überwindung durch biologische bzw. psychologische Kompensationen und Jungs Grundkonzeption von der wechselseitigen kompensatorischen Funktion von Bewußtem und Unbewußtem haben für die Struktur der Seele die gleiche fundamentale Gesetzmäßigkeit aufgezeigt, wie sie im Körper wirksam ist.

Vom Planetensystem bis zur menschlichen Seele erscheint ein Grundzug alle Naturreiche zu durchwalten, ein Prinzip, das wir hier als *Gesetz der Erhaltung des Gleichgewichts* postulieren wollen.

Hier wollen wir nun noch einmal zum Ähnlichkeitsgesetz zurückkehren. Ähnliches wird durch Ähnliches geheilt, da das Simile die immanente Tendenz der Rückkehr zur physiologischen Gleichgewichtslage, die wir erscheinungsgemäß Gesundheit nennen, unterstützt. Das Ähnlichkeitsgesetz und seine Gültigkeit beruhen letztlich auf einem wesentlichen Grundgesetz der Natur, dem von der Erhaltung des Gleichgewichts. Dieses wird auf dem Weg kompensatorischer, autonomer und automatischer Regulation durch Synergismus antagonistischer Kräfte bewirkt, die durch das Simile angeregt und gefördert werden.

Abderhalden spricht von der entscheidenden Bedeutung von Regulationen in Gestalt von „Gegenspielern". Polonovski schreibt in seiner „Biochémie médicale": „Bei den organisierten Wesen sind alle Organe am Gleichgewichtszustand des Lebens beteiligt. Die Wirkungen der einen laufen in eine bestimmte Richtung, die anderen sind diesen entgegengesetzt. Aber alle vereinigen sich letztlich in ihren Wirkungen zu einer Harmonie."

Hier erscheint im Grunde das uralte Weltprinzip der Polarität. „Pola-

36

rität", — sagt Emerson in seinem berühmten Essay über ‚Compensation'
— „oder Aktion und Reaktion, finden wir in jedem Stück der Natur . . .
Ein unausweichlicher Dualismus scheint die Natur in zwei Stücke zu teilen." Polarität war Goethe neben dem Prinzip der Steigerung das Trieb-
rad aller Natur. Swedenborg schreibt: „Für alles, was existieren will,
muß es ein Gleichgewicht der Dinge geben. In der Welt der Natur ist
ein Gleichgewicht in allen Dingen und in jedem Ding . . . Denn ohne
Gleichgewicht in ihnen kann nichts in Erscheinung treten und dauernde
Existenz haben". Was die Weisheit des Fernen Ostens als Yin und Yang,
als polare Urgegensätze bezeichnet, erscheint in der Philosophie des
Westens in des Nicolaus Cusanus „coincidentia oppositorum", im Denken Giordano Brunos und Jakob Böhmes und in den Ursprüngen westlichen Denkens bei Haraklit: „Das Widerstrebende zusammenstimmend
und aus dem Unstimmigen die schönste Harmonie." Hippokrates' „vis
medicatrix naturae" beruht noch auf jenem großen heraklitischen Satz,
der das polare Weltbild aufleuchten läßt, das Weltbild, das aller biologisch-hippokratischen Medizin zugrundeliegt. Der größte ihrer Vertreter
seit Hippokrates, Hahnemann, hat in seinem „Organon der Heilkunde"
— wenn man es richtig versteht — die Gesetzmäßigkeit nicht nur der
Homöopathie, sondern aller biologisch-hippokratischen Medizin niedergelegt. Und „Ähnliches wird durch Ähnliches geheilt", weil dies auf
einem allgemeinen, großen Naturprinzip beruht.

Das Homöopathische Denken*

„Similia similibus curentur."
„Da dieses Naturheilgesetz sich in allen reinen Versuchen und allen echten Erfahrungen der Welt beurkundet, die Tatsache also besteht, so kommt auf die szientifische Erklärung, *wie dies zugehe,* wenig an und ich setze wenig Wert darauf, dergleichen zu versuchen."

(Hahnemann, „Organon").

Die Homöopathie Hahnemanns beruht auf einem Parodoxon und verzichtet zugleich auf dessen Erklärung. Damit steht sie außerhalb aller bisherigen Wissenschaft, und Kampf muß ihr äußeres Schicksal werden. Sie steht damit nicht außerhalb des wissenschaftlichen Denkens. Sie denkt anders. Wir wollen uns der Erforschung dieses Denkens zuwenden, indem wir es zunächst rein erscheinungsmäßig (phänomenologisch) beschreiben.

Der Grundsatz der Homöopathie, zur Heilung eine Arznei zu wählen, „welche ein *ähnliches* Leiden für sich *erregen* kann, als sie *heilen* soll" (Organon), zeigt die Wirkungsweise der Arznei als *polar* gerichtet. Unter Polarität versteht man das Auseinandertreten einer Einheit in zwei verschiedene, einander entgegengesetzt Pole, Wirkungsweisen, die zueinander Korrelate bilden. Eine solche Einheit stellt die Arznei dar, die, vor allem je nach Größe der Dosis, in der wir sie verabreichen, polare, gegensätzliche Wirkungsweisen entfaltet. Der Grund für die gegensätzliche Wirkung der Arznei liegt aber nicht in dieser, sondern im Organismus, der sich überall polar verhält, wie es aus der Erregungs- und Lähmungsmöglichkeit seiner Funktionen, vor allem aber seiner allgemein biphasischen Reaktionsweise hervorgeht. Die Beispiele hierfür sind ja so zahlreich, daß es nach Rentz wohl kaum ein Gift, aber auch kaum einen Reiz anderer Art gibt, der nicht imstande wäre, Phasenwirkungen hervorzurufen; in gleichem Sinne äußert Kötschau, daß es kaum möglich sein dürfte, einen Stoff namhaft zu machen, bei dem nicht irgendwann einmal eine Umkehrwirkung nachgewiesen worden wäre. Die polare Reaktionsweise des Organismus im Sinne der Phasenwirkung hat ja schon Hahnemann klar erkannt. Der Grundsatz der Homöopathie drückt, worauf zunächst nur hingewiesen werden soll, ein *polares* Verhältnis aus.

---

* Vortrag gehalten auf dem Kongreß der Liga Homoeopathica Internationalis, 1937 in Berlin

Auf die „scientifische", d. h. wissenschaftlich-kausale Erklärung des Ähnlichkeitssatzes verzichtet Hahnemann und stellt sich so mit einem Satze außerhalb des üblichen wissenschaftlichen, nach Ursachen forschenden Denkens. Ihm genügt, daß dieses aus „reinen Versuchen und allen echten Erfahrungen" abgeleitete Gesetz sich als eine „Tatsache" beurkundet oder wie dies Hahnemanns großer Zeit- und Geistgenosse, Goethe, ausgedrückt hätte, als ein *„Urphänomen".* Es ist für Hahnemanns Denkart in höchstem Maße charakteristisch, daß die einzige mißglückte, und zwar völlig mißglückte Konstruktion seines Denkens sein kausaler Erklärungsversuch des Ähnlichkeitssatzes ist, auf den er wieder sehr bezeichnenderweise grundsätzlich wenig Wert legt. Es ist weiter sehr bezeichnend, daß dieser Erklärungsversuch gar nicht kausaler Natur ist, sondern ein *Ähnlichkeitsschluß* von den Erscheinungen beim Zusammentreffen zweier ähnlicher Krankheiten auf ähnliche Erscheinungen bei der Anwendung des arzneilichen Simile, das sich an die Stelle der Krankheit setzen soll, diese *„überstimmend".* Und in einer merkwürdigen, aber charakteristischen Blindheit übergeht Hahnemann im „Organon" die einzig mögliche „Erklärung" des Ähnlichkeitssatzes durch die biphasische Art der Arzneiwirkung, obwohl er letztere im gleichen „Organon" selbst ausführlich behandelt! Seine Forschungsrichtung ist also von vorneherein anlagegemäß *phänomenologisch,* sie beschreibt die Zusammenhänge, ohne sie erklären zu wollen, um zu einer allgemeinen, übergeordneten Gesetzmäßigkeit vorzudringen. Diese bei den Erscheinungen verharrende Methodik, die gleiche, die auch Goethe geübt hat, hat den großen Vorteil, komplexe Erscheinungen, wie die des Lebens, in ihrer Vielfalt, zugleich aber vermöge ihrer anschauenden Art in der Einheit der in sich geschlossenen Gestalt zu erfassen. Das kausale Denken dagegen zerlegt das komplexe Gewebe des Lebens in seine einzelnen Fäden, denen es folgt, ohne je das Gewebe als Ganzes erfassen zu können, da jedes kausale Denken seinem Wesen nach ins Unendliche geht, die lebendige Gestalt aber begrenzt und endlich ist. Ein weiterer Vorteil des phänomenologischen Denkens gegenüber dem kausalen ist, daß es nicht so leicht der Irrtumsmöglichkeit verfällt, die mit der Vielfalt des beobachteten Gegenstandes wächst und bei Lebenserscheinungen naturgemäß am größten ist; es erfaßt in seiner beschreibenden Art die Gestalt, die allem Lebendigen das Gepräge gibt und die das kausale Denken nie erfassen kann. Die Gefahr des immer aktiven kausalen Denkens ist seine Willkür, mit der es in die Einheit des Lebens einbricht und voreilig verallgemeinernd seine immer nur einer Richtung folgenden Schlüsse zieht; den sich hieraus ergebenden Irrtümern sind in der Heilkunde zahllose Menschen zum Opfer gefallen. Goethe bemerkt: „Der eingeborenste Begriff, der notwendigste, von Ursach' und Wirkung wird in der Anwendung die Veranlassung zu unzähligen sich immer wiederholenden Irrtümern", und er spricht noch weiter von der Schädlichkeit lebhafter Frage nach der Ursache. Die Gefahr des mehr passiven phänomenologischen Denkens in der Praxis ist die Unterlassung, wodurch es klare ursächliche Zusammenhänge von Bedeutung unter Umständen unberücksichtigt läßt. Jedoch erweist sich nach dem vorhin Gesagten die phänomenologische Forschungsmethode als solche dem Leben besser angepaßt als die kausale.

Keine sprachliche Prägung ist zufälliger Art, sondern immer in tiefen, inneren Zusammenhängen begründet. Wenn in der Homöopathie von Arznei-„*Bildern*" gesprochen wird, so wird damit das Gesetz ihres Denkens ausgedrückt. Ihre Sprache ist eine Bildersprache, denn wenn von Aurum, Pulsatilla, Nux vomica usw. die Rede ist, ist ein Bild gemeint, das augenblicklich vor dem geistigen Auge steht. Ihr Denken ist ein ständiges Wandern in einem Reich der Bilder, hin- und hergehend zwischen Arznei und Krankheits*bild*. Ihre Arzneimittellehre ist rein *beschreibender* Natur, und wieder höchst charakteristisch ist die liebevolle Ausmalung der Arzneiwirkung, die auch nicht das geringste Symptom außer acht lassen will und Hahnemann zu seinen endlos langen Symptomenregistern geführt hat. In höherer Form erhebt sich aber die einfache Beschreibung zur geschlossenen Gestalt, zum Arzneibild, das in seiner vollkommensten Ausgestaltung als Arzneikonstitutionstyp zum Spiegelbild einer individuellen Persönlichkeit wird. Die bildhaft-anschauende, eidetische Veranlagung des Seelischen, die sich hier ausspricht, hat in der Phänomenologie die ihr entsprechende, weil aus ihr *entspringende* Forschungsmethode. Sie erfaßt *intuitiv* das für das Lebendige charakteristische Ganze der Gestalt. Sie spiegelt die Erscheinungen des Lebens möglichst getreu, „bildhaft" in jeder Einzelheit ab, aber erhebt sich auch zum konkreten *Typus*. So ist sie immer lebensnah und dem Leben gerecht. — In geradem Gegensatz zu diesem steht das begriffliche Denken. Seine Erzeugnisse sind nicht Bilder, sondern Schemen. In der Schularzneikunde ist von „Excitantien",

„Sedativen", „Adstringentien", „Emollientien" usw., typischen Arznei-schemen die Rede; der höchste Standpunkt, zu dem sie sich erhebt, ist der der Organo- bzw. Parasitotropie: Hier wird aus der Fülle der Arzneige-stalt eine einzelne Kraft durch „Abstraktion" gewonnen und auf ein aus der Wirklichkeit der Leibesgestalt „abstrahiertes" Einzelorgan oder einen aus dem individuellen Krankheitsgeschehen „abstrahierten" Erre-ger therapeutisch eingestellt. Nicht die individuelle Persönlichkeit, der Kranke, sondern die aus der Wirklichkeit abstrahierte Krank*heit* ist Objekt der Forschung. Diesem begrifflichen Denken, wie es sich hier äußert, entspringt als Methodik die *kausale* Forschungsmethode. Dieses Denken erfaßt *abstrakt* die Menge der Einzelheiten, nicht die für jedes Lebendige wesentliche Einheit. Es entfernt sich von den Erscheinungen des Lebens, um sich in der unendlichen Kette von Ursachen und Wirkun-gen zu verlieren und zu immer abstrakteren Formulierungen zu gelangen. Sein Endziel ist die Auflösung der Qualität in Quantität. So wird es immer lebensferner und dem Leben immer weniger gerecht.

Die Denkform der Homöopathie ist das Vergleichen, und zwar das Vergleichen in bezug auf Ähnlichkeit. Der Ähnlichkeitssatz selbst erscheint als durch vergleichende Beobachtung gewonnen, wenn Hahne-mann sagt „Man *ahme* der Natur nach, welche zuweilen eine chronische Krankheit durch eine andere hinzukommende (gemeint ist: ähnliche) heilt". Wir finden hier den Gedanken des *Vergleiches* mit der Natur und die *vergleichende* Beobachtung der Heilung chronischer Krankheiten durch *ähnliche* Krankheiten als Quelle des Ähnlichkeitssatzes. Die Ähn-lichkeit der Erscheinungen des Wechselfiebers und des künstlichen Chinafiebers als Wurzelverwandtschaft zu erfassen und daraus in eigent-lich paradoxer Weise eine Heilbeziehung zu erahnen, konnte in erster Linie nur einem auf die Erfassung des Analogen *eingestellten* Denken gelingen. Aus der praktischen Anwendung des so gewonnenen Ähnlich-keitssatzes ergibt sich mit Notwendigkeit ein ständig im Vergleichen in bezug auf Ähnlichkeiten tätiges Denken. Die ganze homöopathische Denkarbeit ist ein fortwährendes gedanklich vergleichendes Hin- und Herwandern zwischen Krankheitsbild und Arzneibildern, ein weiteres Vergleichen der Arzneibilder untereinander, bis sich aus neuer Ver-gleichsarbeit nach Ausscheidung des weniger Ähnlichen gewissermaßen in sich konzentrisch verengenden Kreisen als Endergebnis dieser Denkarbeit das ähnlichste Mittel, das *Simillimum,* ergibt. Wie tief diese Denkform verwurzelt ist, mag aus dem kleinen Beispiel hervorgehen, daß auch die ganze nachklassische, vorwiegend reproduktive Literatur der Homöopathie ein ständiges *Vergleichen* vom Gesichtspunkt der Ähnlichkeit der homöopathischen Arzneilehre mit den Ergebnissen der experimentellen Pharmakologie auf pharmokologischem Gebiete und homöopathischen klinischen Denkens mit modernem klinischen Denken auf dem Gebiete der Pathologie darstellt. — Das Denken in Analogien sucht eine Erscheinung durch Gegenüberstellung einer ähnlichen zu beleuchten; es bleibt so immer in der Ebene der Phänomene, der unmittelbar gegebenen Wirklichkeit. Wenn wir mit dem Analogieprinzip an die Wirklichkeit herantreten, so handelt es sich darum, Ähnlichkeiten in möglichst *allen* wesentlichen Punkten festzustellen, und wir gelangen dadurch ganz von selbst durch die geforderte *Vollständigkeit* der Ähnlichkeit zum geschlossenen Gestaltcharakter. Die Denkform des Vergleichens in bezug auf Ähnlichkeit, wie sie der Homöopathie eigentümlich ist, entspricht also dem bildhaft-anschaulichen Denken der phänomenologischen Methode und ist, da sie im Reiche der unmittelbaren Erscheinungen verharrt, in ihrer Anwendung überdies zu dem für das Leben wesentlichen Ganzheitscharakter führt, dem Leben weitgehend angepaßt. — Das induktive Denken dagegen, wie es der allgemeinen Naturwissenschaft eigen ist, führt zu allgemeinen abstrakten Begriffen und daher aus der unmittelbaren Lebenswirklichkeit heraus. Das Denken in bezug auf das *Gegensätzliche*, wie die Schulmedizin es übt, wenn sie, wie sich zeigen läßt, ausnahmslos, allen ihren arzneitherapeutischen Handlungen das Begriffsschema des Contraria contrariis curentur, wenn auch meist unbewußter Weise, unterlegt, kann seinem Wesen nach nie die Ganzheit der Gestalt erfassen. Gegensätzliches bezieht sich immer nur auf Einzelheiten. So ist es der nach dem Contrariumschema gewählten Arznei *prinzipiell* nie möglich, die Konstitution in ihre Wirkung miteinzubeziehen, sie bleibt ihrem Wesen nach immer nur auf die Wirkung auf isolierte Organe beschränkt und so dem Leben, das in der übergeordneten Ganzheit wurzelt, unangepaßt.

Konstitutionelles Denken in medizinischem Sinne ist aber *synthetisches* Denken. Die Geistesstrebung, aus der letzten Endes das bildhaft-anschauliche analogisierende, phänomenologische Denken erwächst, ist auf die *Einheit*, das *Ganze* gerichtet, das im Akte der Intuition und nur durch das geschilderte Denken erfaßt wird; das Denken wird vom Streben nach Zusammenfassung, nach *Synthese* beherrscht. Homöopathisches Denken ist typisch synthetisches Denken. — Das die naturwissenschaftlich orientierte Medizin beherrschende Denken ist überwiegend analytisch, denn kausal-abstraktes Denken führt *notwendigerweise* zur Analyse. Der in die Praxis hineinwirkende analytische Geist führt in der Medizin zur Sonderung des Organismus in Organe, der Heilkunde in Spezialfächer, der Arznei in Einzelwirkstoffe und erweist schließlich in seiner einseitig übertriebenen Tätigkeit seine Unzulänglichkeit gegenüber dem immer in Synthesen wirkenden Leben.

Was einem schauenden Denken räumlich zuerst entgegentritt, ist die Ähnlichkeit und die Gegensätzlichkeit der Erscheinungen; als phänomenologisch-synthetisches, analogisierendes Denken sucht es Ähnliches und trachtet zu verähnlichen, d. h. zu einer Einheit, zur Synthese zu gelangen, die auch das Gegensätzliche umfaßt; was dem schauenden Denken zeitlich entgegentritt, ist die regelmäßige Aufeinanderfolge, die ähnliche Wiederholung einander entgegengesetzter Zustände, das, was man „Rhythmus" nennt; in diesem sind gegensätzliche Abläufe zur Einheit zusammengefaßt. Die Grundhaltung dieses Denkens ist demnach *polar*. Der Grundsatz der Homöopathie muß *notwendigerweise*, als phänomenologischem, bildhaft-anschaulichem, analogisierendem Denken entspringend, ein polares Verhältnis ausdrücken. Daß es sich auch in historischer Entwicklung so verhält, beweist die allererste Schrift Hahnemanns („Anleitung, alte Schäden und faule Geschwüre zu heilen"), in der Hahnemann sich bereits auf dem Wege zeigt, der zur Entdeckung des Ähnlichkeitssatzes führen mußte, insofern er schon hier mit aller Klarheit die polare, biphasisch-gegensätzliche Wirkungsweise der Arznei erkennt: „Immer sah Brown nur, wie alle kurzsichtigen, unpraktischen Ärzte auf die erste, anfängliche Wirkung der Mittel, nicht auf den nachfolgenden (nämlich gegensätzlichen) Effekt, der doch die Hauptsache ist". Nicht kurzsichtig, wohl aber *anders*-sichtig waren die Ärzte aller Zeiten, die in ihrer überwältigenden Mehrheit nämlich nicht polar, sondern *rational* dachten. Was dem rationalen Denken zuerst entgegentritt, ist der Zusammenhang nach Ursache und Wirkung; es hat nicht das Janushaupt des polargerichteten Denkens, sondern verläuft immer nur in *einer* Richtung. „Opium sedat, Opium mehercle *excitat!*" Nichts besser kann dies

Anders-Denken beleuchten als der sprachliche Ausdruck des nie lügenden Unbewußten, jener Ausruf der Verwunderung, das „mehercle"! Wir wundern uns stets nur über das, was uns fremd ist, was seiner ganzen Art nach unserem Geiste und seiner Richtung nicht gemäß ist. Wir bezeichnen dies unserem Geiste Fremde dann, wenn es vor uns erscheint, als „paradox", d. h. dem allgemein Angenommenen, Erwarteten zuwiderlaufend und finden es darum „merkwürdig". So wurde die polare, biphasisch gegensätzliche Wirkungsart der Arznei — wenn sie überhaupt bemerkt wurde — als „paradoxe Reaktion" bezeichnet und als „merkwürdige Erscheinung", als *Ausnahme* abgetan. Höchst bezeichnenderweise wurden aber die sehr zahlreichen Beispiele für die polar gerichtete Wirkungsweise der Arznei überhaupt nicht bemerkt, das kausal eingestellte Denken mußte seinem Wesen nach fremd an diesen Erscheinungen vorübergehen. Das ihm entgegengesetzte, polar eingestellte, antithetische Denken mußte sie als wesensverwandt erfassen und in ihnen im Gegenteil nicht die Ausnahme, sondern eine *Regel* erkennen!

Wir finden nunmehr die Erklärung für die im höchsten Grade merkwürdige, das Nachdenken geradezu herausfordernde Erscheinung, wie es möglich war, daß ein Heilgrundsatz von jedenfalls grundsätzlicher Bedeutung wie der Ähnlichkeitssatz während eines Jahrtausends ärztlicher Entwicklung nur dreimal deutlicher ausgesprochen wurde, immer unbeachtet geblieben ist, und als er sich schließlich durchsetzen wollte, keine gewöhnliche, sondern leidenschaftliche Abwehr erfuhr. Dies war möglich, weil er, wie wir gezeigt haben, einem besonderen Denken entspringt, das dem üblichen Denken diametral entgegengesetzt ist. So verfiel er, nachdem ihn der phänomenologisch forschende Grieche Hippokrates zum ersten Male ausgesprochen hatte, wieder der Vergessenheit. Fremd ging das rationale Denken an ihm vorüber, dafür nistete sich der diesem Denken entsprechende Contrariumsatz, das Platteste, das in der Biologie gedacht werden kann — welchem Umstand er wohl die Verbreitung beim sehr verbreiteten sog. „gemeinen Menschenverstand" verdankt — mit einer solchen Hartnäckigkeit ein, daß er noch heute auf dem Grunde schulmedizinischen Denkens, als unsichtbare Basis desselben, ruht. Als Paracelsus, der intuitiv Schauende, in Entsprechungen des Makro- und Mikrokosmischen und in Signaturen analogisierend Denkende den Ähnlichkeitssatz zum zweiten Male aussprach, da prägte er ihm dessen antithetisch-polares Signum mit sprachschöpferischer Gewalt auf, indem er, die Gegensätze in eins zusammenführend, vom „morbus arsenicosus, morbus helleborinus, morbus therebinthinä" sprach. Aber wieder blieb die Erkenntnis ohne Eindruck. Als Hahnemann den Ähnlichkeitssatz zum dritten Male in der Geschichte der Heilkunde, aber nun mit voller Klarheit und mit allen seinen Konsequenzen formulierte, als er klar erkennbar, wenn auch den Gegnern nicht begreifbar, sein Geltungsrecht forderte, da brach der Kampf los. Was einem Geiste gänzlich fremd ist, wird von ihm meist gar nicht gesehen; will es sich aber Geltung und Bedeutung erzwingen, dann erregt es nie gewöhnliche, sondern, als das gänzlich Wesensfremde, immer *gefühlsbetonte* Abwehr. So verstehen wir nun auch die Leidenschaftlichkeit, mit der der merkwürdige Kampf um das Ähnlichkeitsgesetz und die Homöopathie von beiden Seiten seit über hundert Jahren geführt wird, seine besondere Affektbetontheit, die gewöhnlichen wissenschaftlichen Auseinandersetzungen vollkommen fehlt. Was hier miteinander streitet, sind nicht Lehrmeinungen, sondern vollkommen gegensätzliche, organisch in sich geschlossene Geistestypen.

Auf der einen Seite finden wir Synthese als Geistesstrebung, polar-antithetische Geisteshaltung, eidetisch-intuitive Einstellung der Seele, Phänomologie als Forschungsmethode, Analogisieren als Denktechnik. Auf der anderen Seite, diametral entgegengesetzt, Analyse als Geistesstrebung, rationale Geisteshaltung, abstrakt-begriffliche Einstellung des Denkens, kausale Forschungsmethode, Induktion als Denktechnik. Wir haben darauf hingewiesen, daß uns der erste Denktypus als der dem Leben gemäße, der zweite eigentlich dem Anorganischen entsprechend erscheint. Dieser führt zur alten rationalen Logik, jener begründet eine neue das Leben erfassende *Biologik.* Der Kampf aber beider so verschiedener Richtungen, von denen jede etwas anderes meint, gegeneinander und damit auch der Kampf zwischen Homöopathie und Allopathie muß darum in letzter Hinsicht sinnlos sein. Denn die Klingen der beiden Fechter können sich überhaupt nie kreuzen.

Hahnemann hat als erster und schon in seiner ersten Schrift die polare Wirkungsweise der Arznei erkannt; früh waren seinem vitalistisch eingestellten Denken die polaren Begriffe Reiz und Gegenreiz geläufig, seine Beobachtung dem Phänomen der Gegenwirkung des Organismus zugewandt; aber auch spät, in seinem letzten Werke, ist er im tiefsten der polare Denker, wenn er im Vorwort zu „Causticum" plötzlich die bezeichnenderweise von ihm gar nicht bewiesene und auch ganz unbeweisbare Behauptung aufstellt, „daß keine Materia in die Erscheinung fallen könne, die nicht wenigstens aus zwei heterogenen Stoffen zusammengesetzt ist". So führt ihn seine Denkkonstitution zur Entdeckung des Ähnlichkeitsgesetzes, und mit glänzender Beobachtungsgabe und Intuition ausgestattet, ein typischer Eidetiker, unternimmt er den Versuch des Aufbaues einer phänomenologischen Heilkunst. Sein auf Synthese, auf Einheit gerichtetes Denken macht ihn, der zuerst an der Heilkunst verzweifelt, aus dieser Verzweiflung nicht zum Allgemeindiätetiker, welchen Ausweg er bald verläßt, sondern zum Spezifiker, als der er geboren ist. Denn was heißt Spezifiker sein anderes, als synthetisch denkend, *einheitliches* Wesen und Kern einer Störung mit einem Mittel erfassen und treffen zu wollen. Sein synthetisches, analogisierendes Denken führt ihn ebenso wie zu den Anfängen einer Arzneitypologie zu einem großartigen Versuch der Krankheitstypologie in seinen „Chronischen Krankheiten"; so verschwindet von diesem Gesichtspunkt aus der „Bruch" mit dem individualisierenden Denken, den seine Psoratheorie bedeuten sollte und Hahnemann ersteht vor uns als in sich geschlossene *Denkgestalt*.

Als solche steht Hahnemann nicht allein. Dem gleichen Denktypus gehört sein großer Zeit- und Geistgenosse Goethe an. Goethe, der große Eidetiker, der Induktion als ihm nicht „gemäß" abwies, dafür der Analogie weiten Spielraum gewährend, eine rein phänomenologische Forschungsmethode pflegte, ihm war „Polarität ein Urphänomen aller Wesen" und nachweisliche Grundlage seines ganzen Denkens. So *mußte* sein alles berührender Geist, wenn er einmal die Frage der Arzneiwirkung streifen sollte, die Polarität der Arzneiwirkung erkennen, wie es nun auch die glückliche Findung Emerts nachgewiesen hat. Bis zu Goethe und Hahnemann war dieses Denken bei allen Vertretern desselben gänzlich theoretisch und praktisch unfruchtbar geblieben, während das rationale Denken den gewaltigen Bau der Wissenschaft und der auf ihr beruhenden Technik geschaffen hat. Wie Goethe nun mit diesem „organischen" Denken die Grundlagen einer wissenschaftlichen „Organik" schuf, so ist es die erst von diesem Standpunkt aus erkennbare *geistesgeschichtliche Großtat Hahnemanns, zum erstenmal, von diesem Denken ausgehend, eine allgemeine Gesetzmäßigkeit für das aufdämmernde biologische*

Weltbild geschaffen zu haben, das berufen ist, das physikalische aus dem Gebiet des Lebens zu verdrängen. In der Homöopathie im besonderen hat Hahnemann dem biologischen Weltbild die ihm auf dem Gebiete der Heilkunde entsprechende Technik geschaffen.

Eine Reihe von Denkern, die sich bezeichnenderweise am Leben orientieren, gehören dem gleichen Typus an und kommen darum naturnotwendig, auf ganz anderen Gebieten, zu Formulierungen im Sinne der Homöopathie. So spricht der Lebensdenker Nietzsche den „homöopathischen" Satz aus: „Was mich nicht umbringt, macht mich stärker!" Über Goethe und seine Zeitgenossen Schelling und Hegel, die dem gleichen Typus angehören, weist der Weg zurück zu Paracelsus, den Vorahner der Homöopathie, dessen Denktypus wir bereits als ähnlichen erkannt haben, und zu seinem Zeitgenossen Giordano Bruno. Wenn dieser spricht: „Ist nicht das äußerste der Zerstörung Anfang der Erzeugung?" dann leuchtet uns aus diesem Satz und vielen ähnlichen der Polaritätsgedanke und der von der Wirkungsumkehr entgegen. Der erste Vertreter dieses Denktypus im westlichen Denken ist der Grieche Heraklit. In der unbändigen Paradoxie seiner anschauungsgesättigten Sprache läßt er alle Gegensätze ineinander und in eins umschlagen; auch „Gesundheit und Krankheit sind ein und dasselbe". Hier sind Umkehrwirkung und darauf beruhender Ähnlichkeitssatz in ihrer letzten gedanklichen Wurzel, gewissermaßen abstrakt, bloßgelegt. Aber die weltweite Verbreitung dieses Denktypus, der im prae-logischen Denken, dem nicht zufällig das sog. „magische Simile" entspringt, wurzelt, diese weltweite Verbreitung offenbart sich, wenn, als Denker nachweislich gleichen Typus, das Ähnlichkeitsgesetz in allegemeinster Gültigkeit ausdrückend und noch die Wirkungsumkehr andeutend, der Chinese Lao-tse spricht:

„Was man zusammenziehen will,
Das muß man erst richtig sich ausdehnen lassen.
Was man schwächen will,
Das muß man erst richtig stark werden lassen.
Was man beseitigen will,
Das muß man erst richtig sich ausleben lassen.

———————————————

Das Weiche siegt über das Harte.
Das ist die geheime Erleuchtung.

Zur Verteidigung der Homöopathie

Die beiden gegen die Homöopathie gerichteten Behauptungen sind die Leugnung der Existenz des Chininfiebers sowie die Leugnung ihrer Wissenschaftlichkeit. Da es sich beim Chininfieber um das historische und grundlegende Experiment Hahnemanns handelt, wird aus der Schulliteratur der Beweis seiner Existenz geführt.

Weiteres wird aufgrund einer präzisen Definition von Wissenschaftlichkeit die Wissenschaftlichkeit der Homöopathie nachgewiesen.

Chininfieber

Bis in die neueste Zeit wird immer wieder von akademisch-medizinischer Seite das Ergebnis des Chinaexperiments Hahnemanns als Irrtum hingestellt, die fiebererzeugende Fähigkeit der Chinarinde bzw. des Chinins geleugnet. Da es sich hier um das grundlegende, historische Experiment der Homöopathie handelt, können derartige Behauptungen, immer ohne jeden Beweis vorgebracht, um so weniger hingenommen werden. Eine Sammlung von Chininfieberfällen aus der schulmedizinischen Literatur, die, angeregt durch eine eigene Beobachtung, vorgenommen wurde, soll neuerlich auf die Existenz des Chininfiebers hinweisen und damit einen Beitrag zur Verteidigung der Homöopathie liefern.

Die erste Beobachtung betrifft einen wegen Unregelmäßigkeit der Herztätigkeit mit Chinidin behandelten 60jährigen Patienten. Chinidin ist dem Chinin isomer und wie dieses in der Chinarinde enthalten; bei Malaria hat es die gleiche Wirkung wie das Chinin (Giemsa). Im Herbst 1932 erhielt der Patient dreimal täglich 0,2 g Chinidinum purum und nahm durch vier Monate im ganzen 80 Dosen. Im April 1933 traten Haut- und Schleimhautblutungen auf, die als Purpura thrombopenica essentieller Natur betrachtet und mit Röntgenstrahlen behandelt wurden.

Nach 2 Monaten nahm der Patient wieder einmal wegen auftretender Herzunruhe eine Dosis Chinidin. In der folgenden Nacht trat heftiger Schüttelfrost und Temperaturanstieg auf. Am nächsten Tage zeigten sich wieder Hautblutungen, eine neuerliche Röntgenbehandlung wurde durchgeführt. Im September 1933 nahm Patient nach langer Pause wegen Herzstörungen wieder 1 Tablette Chinidin. Am Abend bekam er schwersten Schüttelfrost und die Temperatur stieg auf 39°; nach einiger Zeit neuerliche Schleimhautblutungen. Es wurde wieder eine idiopathische Purpura hämorrhagica angenommen und bestrahlt. Kurz darauf konsultiert, riet ich dem Patienten, kein Chinidin mehr zu nehmen. Seither befindet er sich vollkommen wohl.

Traten im vorliegenden Falle innere Blutungen auf, die das Fieber erklären könnten, so handelt es sich bei den folgenden Beobachtungen um reines Chininfieber.

In einem von Huppenbauer[1]) mitgeteilten Fall traten bei einem 51jährigen Mann, der in den Jahren 1902—1906 wegen leichter Malaria mit Chinin behandelt worden war, 1915, 1921 und 1928, als wegen Tropentauglichkeitsprüfung der Chininversuch durchgeführt wurde, jedesmal Schüttelfrost und Fieber auf.

Hauer[2]) berichtet über eine Chininintoxikation, die mit Schüttelfrost, Fieber, Durchfall einherging und durch 0,1 g Chinin ausgelöst wurde, nachdem einige Jahre vorher ein Selbstmordversuch mit Chinin vorausgegangen war. — Bei einem anderen Patienten, einem 40-jährigen Mann, war eine 1916 erworbene Malaria durch 6 Wochen mit Chinin behandelt worden; in den Jahren 1916—1927 traten jährlich ungefähr 3 Anfälle auf; bis 1927 wurde noch gelegentlich Chinin genommen, dann befand sich der Patient wohl. 1934 kam es zu zwei spontanen Fieber- und Schüttelfrostanfällen, bei denen genaue klinische Untersuchung auf Malaria negativ ausfiel. Als hierauf dreimal 0,2 g Chinin gereicht wurde, bekam der Patient jedesmal Schüttelfrost und Fieber bis 39,4° C; die klinische, genaueste Untersuchung auf Malaria hatte wieder ein negatives Ergebnis. Der Patient bekam nach eigener Beschreibung im Anfall: Übelkeit, Erbrechen, bitteren Mundgeschmack, Gähnen, Bedürfnis sich zu dehnen, Gefühl als ob das Herz zusammengekrampft und wieder losgelassen würde.

In Hahnemanns reiner Arzneimittellehre finden wir als Ergebnis der Chinaprüfung u. a.: „Beständig bitterer Geschmack im Munde. Er ist über und über kalt. Gähnen, Dehnen unter Frost des Körpers, Frost über die Arme und Brechübelkeit. — In der Brustseite ein drückender Schmerz, der den Atem beengt, ein brennendes Einwärtsdrücken."

Bemerkenswert ist die mit dem Fortgebrauch zunehmende Sensibilisierung gegenüber Chinin. Die zwei ungeklärten spontanen Fieberanfälle im Falle Hauers könnten als Folge der den Organismus umstimmenden früheren Chininmedikation angesehen werden.

Pflüger[3]) berichtet über einen Fieber- und Schüttelfrostanfall, zugleich mit Exanthem, der nach dem 21. Löffel eines Decoct. chinae $^{30}/_{200}$ auftrat und auf eine Chiningabe sich wiederholte; Lewin[21] über Schüttelfrost

---

[1]) Huppenbauer, Münchner med. Wo. 1930, S. 1173.
[2]) Hauer, Deutsche med. Wo. 1935, S. 332.
[3]) Pflüger, Berliner klin. Wo. 1878, S. 547.

und Fieber (40,3°) bei einem Mädchen, nach einer Gabe sich wiederholend.

Nach Gudden[4]) erkrankten bei dem Versuch einer Malariaprophylaxe bei einer Schiffsmannschaft 16 Personen mit hohem Fieber und schweren Allgemeinerscheinungen.

Eine weitere Beobachtung von Chininfieber stammt von G. Peters[5]): Eine Person zwischen 65 und 70 Jahren erkrankt jedesmal, wenn sie Chinin nimmt, unter den Erscheinungen von Fieber, Schüttelfrost, leichtem Delirium, nervöser Unruhe, Durst, trockener, belegter Zunge, trockener, heißer Haut. Diese Symptome vergehen in 12—24 Stunden, worauf Wohlbefinden eintritt; ähnliche Symptome traten drei- bis viermal auf, jedesmal etwa 1 Stunde nach Einnehmen einer Chinindosis.

Nach Karamitsas[6]), der über zwei Mädchen berichtet, die nach Einnehmen von Chinin Fieberanfälle bekamen, beobachtet man dieses Phänomen manchmal, und zwar nicht nur bei großen, sondern auch schon bei kleinen Chinindosen. „Es ist bemerkenswert, daß einige dieser Phänomene dieselben sind wie die Symptome, die die irregulären Sumpffieber begleiten."

Salvatore Tomaselli[7]) widmet dem durch Chinin erzeugten Fieber eine eigene Monographie „La intossicazione chinica e l'infezione malarica, contribuzione all'esistenza della febbre per la chinina", in der eine ganze Reihe von Fällen von Chininfieber beschrieben wird; er bemerkt, daß das Chinin in diesen Fällen wie eine fiebererzeugende Substanz wirkt.

Altschul zitiert in seinem Lehrbuch der Homöopathie (Prag 1858) Chevalliers, welcher als Arzt in einer französischen Chinafabrik angestellt war, und berichtet (Hyg. Juillet 1852), daß die Arbeiter daselbst ein Fieber bekämen, welches oft ganz gleich, immer aber dem Wechselfieber nahe ähnlich sei und nicht durch Chinin, sondern nur durch Entfernung aus der Fabrik geheilt werden könne.

Die Existenz eines durch Chinin erzeugten Fiebers ist aber nicht nur durch zahlreiche klinische Beobachtungen, sondern auch durch eine ganze Reihe experimenteller Untersuchungen und Befunde sichergestellt.

---

[4]) Gudden, Arch. f. Schiffs- und Tropenhygiene, Bd. IX, H. 11.
[5]) Peters, G., Lancet, 1889, S. 727.
[6]) Karamitsas, Bulletin général de thérapeutique médicale 1879, S. 150.
[7]) Tomaselli, La intossicazione chinica usw. Catania 1877.

Als am gesunden Menschen vorgenommener Versuch hat der von Barabaschew[8]) besonderes Interesse. Barabeschew experimentierte mit Chinin. muriat. an 6 gesunden Personen (Ärzten) und konnte hierbei vor Eintritt des Temperaturabfalles eine Steigerung der Temperatur um 0,2 — 0,4° C feststellen. Je größer die verabreichte Chinindosis war, um so schwerer war die Temperaturerhöhung festzustellen. Seegall[9]), Block[10]), Müller[11]), Gottlieb[12]), Stühlinger[13]) konnten bei Kaninchen, Bonwetsch[14]) und Jansen[15]) bei Hunden, z. T. als Nebenbefund, nach Chinin eine der Temperaturherabsetzung vorangehende Steigerung konstatieren.

Schließlich bestätigen auch Meyer-Gottlieb in ihrem bekannten Lehrbuch der Pharmakologie, daß die Körpertemperatur nach kleinen Chinindosen in nicht seltenen Fällen ansteigt. Zum gleichen Schlusse kommt der Toxikologe Lewin[16]): „Das Chininfieber kommt ziemlich häufig allein oder in Verbindung mit Nebenerscheinungen von Chinin vor."

Die Ursache des Chininfiebers ist ungeklärt. Lewin spricht von einer eigentümlichen Reaktionsweise der Wärmezentren. Die antifebrile Wirkung des Chinins ist jedenfalls, wie die Untersuchungen von Girndt[17]) zeigen, in erster Linie durch den Angriffspunkt am Wärmezentrum bedingt, daneben besteht aber noch eine durch Hemmung der Fermente, besonders der Oxydation, peripher erzeugte Einschränkung der Wärmebildung. Nach Stühlinger[13]) wird das Gleichgewicht zwischen Wärmeabgabe und Produktion in verschiedener Weise gestört, so daß es unter Umständen zu überschüssiger Wärmebildung und damit Temperaturerhöhung kommen kann; bei starker Reizbarkeit der Apparate im Gehirn kann die Wärmeproduktion wachsen. „Bei den erregbaren Individuen und Arten von Tieren geht der Lähmung eine Erregung der Apparate im Gehirn voraus." Interessant ist die damit gelieferte Bestätigung der

8) Barabaschew, Archiv für Augenheilkunde, Bd. 23, S. 91.
9) Seegall, Dissertation, Berlin 1869.
10) Block, Dissertation, Göttingen, 1870.
11) Müller, Dissertation, Erlangen, 1891.
12) Gottlieb, Arch. für experim. Pathologie 26 (1890).
13) Stühlinger, Arch. für experim. Pathologie 43, 167 (1900).
14) Bonwetsch, Dissertation, Dorpat, 1869.
15) Jansen, Dissertation, Dorpat, 1872.
16) Lewin, Nebenwirkungen der Arzneimittel, Berlin.
17) Girndt, Arch. f. d. experim. Pathologie u. Therapie, 140, 91.

Arndt-Schulzschen Regel, wozu auch die öfters gemachte Beobachtung gehört, daß die Fiebererscheinungen gerade bei kleinen Dosen auftreten. Wichtig erscheint auch die Feststellung, daß die Temperatursteigerung besonders bei erregbaren Individuen in Erscheinung tritt. Trifft dies schon auf das Tierexperiment zu, dann wird es nicht wundernehmen, daß auch beim Menschen die Erscheinung des Chininfiebers keine allgemeine ist, sondern an bestimmte Bedingungen geknüpft ist. Es handelt sich vielmehr beim Menschen um einen allergischen Vorgang, der entweder durch zunehmende Sensibilisierung mit Chinin erzeugt wurde oder eine angeborene Idiosynkrasie darstellt. Nach manchen Autoren handelt es sich um einen echt anaphylaktischen Vorgang, wobei ein endogener Eiweißkörper vielleicht die „Schiene" für das Chinin abgibt; hierfür scheint die in einem Tierversuch von Lang und Dèr[18]) gemachte Beobachtung einer durch das Serum übertragbaren Empfindlichkeit für Chinin zu sprechen.

Gerade der Begriff der Allergie schafft aber eine Brücke des Verständnisses zur Homöopathie. Es wird dann zunächst verständlich, daß bei der Arzneiprüfung mit China, ebenso bei klinischer Chininanwendung nicht immer Fieber auftreten muß, sondern nur dann, wenn die allergische Disposition gegeben ist; durch lange fortdauerndes Chinineinnehmen kann diese unter Umständen erzeugt werden, und gerade die Latenzzeit bis zum Auftreten der Erscheinungen, wie sie auch in einigen eingangs geschilderten Fällen vorhanden ist, spricht dafür, daß es sich um einen allergischen Vorgang handelt. Es ist durchaus möglich, daß sich bei genügend lange fortgesetztem Chinarinden-, bzw. Chinineinnehmen der Fiebereffekt viel häufiger erzeugen läßt.

Andererseits kann aber auch ganz allgemein für die Arzneimittelwahl der Homöopathie nach dem Ähnlichkeitsgesetz und für die Art der Dosierung ein Weg des Verständnisses gebahnt werden, wenn wir an den klinischen Begriff der Allergie anknüpfen. Mit dem Einsetzen des ähnliche Krankheitserscheinungen beim Gesunden erzeugenden Mittels im entsprechenden Krankheitsfall folgen wir allen Linien einer eben vorliegenden besonders gerichteten Überempfindlichkeit, deren Richtung mit der Richtung der Arzneiwirkung weitgehend übereinstimmt. Die

---

[18]) Lang u. Dèr, Münchner med. Wo., 1927, S. 59.

57

Verminderung der Arzneidosis ist nur eine logische Folgerung des therapeutischen Zieles einer „Desensibilisierung" und Beseitigung des vorliegenden „allergischen" Zustandes.

Was nun die theoretischen Vorstellungen über die spezielle Wirkung des Chinins bei Malaria anlangt, so haben sich diese in neuerer Zeit beträchtlich homöopathischen Anschauungen genähert. Die Untersuchungen von Mühlens[19]) haben ergeben, daß das Chinin in viel kleineren Dosen als den üblichen wirksam ist, Dosen, die im Versuch gegen Plasmodien unwirksam sind, woraus sich der Schluß einer indirekten Wirkung des Chinins bei Malaria ergibt. Eine ähnliche Auffassung vertritt von pharmakologischer Seite Starkenstein[20]), der zumindest neben der direkten, ätiotropen, eine indirekte organotrope Wirkung annimmt, wobei an eine Resistenzsteigerung im Sinne der Protoplasma-Aktivierung gedacht wird.

Wenn wir in Betracht ziehen, daß das Chinin ebenso wie die Malaria Hämolyse erzeugen kann, daß 99% von Schwarzwasserfieber durch Chinin erzeugt werden (Nocht), daß also Plasmodium wie Chinin in Erythrozyten einen Hauptangriffspunkt haben, so finden wir eine deutliche organotrope Beziehung des Chinins gegeben; nehmen wir noch die fiebererzeugende Wirkung des Chinins hinzu, dann haben wir die wichtigsten Hinweise, daß es sich bei der Chininwirkung gegen Malaria — eine ätiotrope Wirkung mag beteiligt sein — um die Wirkung eines echten, organotrop wirkenden Simile handelt.

Unabhängig aber von allen theoretischen Überlegungen bleibt die einwandfrei erwiesene Tatsache des Chininfiebers, und zwar eines Fiebers, das im Vergleich zur Malaria echten Ähnlichkeitscharakter hat. Hierfür sprechen unverfängliche Zeugen der Schulmedizin selbst:

Karamitsas (1. c.): *„Öfters scheint das Chinin eine der Malaria identische Wirkung zu haben."*

Tomaselli (1. c.): *„Das Chinin wirkt in manchen Fällen wie die das Malariafieber erzeugende Ursache."*

Lewin[21]), [16]): *„Nicht selten ist das Chininfieber, das schon nach kleinen*

---

[19]) Mühlens, Arch. f. Schiffs- u. Tropenhygiene, 1920, S. 173, 1924, S. 131.
[20]) Starkenstein, Klinische Wo., 1926, S. 173.
[21]) Lewin, Gifte und Vergiftungen, Berlin; Nebenwirkungen der Arzneimittel, Berlin.

Mengen erscheinen und einem Malariafieber ähnlich sein kann." „Die entsprechende, vielfach angezweifelte Selbstbeobachtung Hahnemanns, der nach Einnahme einer größeren Menge der Chinarinde von einem kalten Fieber, ähnlich dem Sumpffieber, befallen wurde, ist deshalb als eine zulässige anzusehen."

Die Wissenschaftlichkeit der Homöopathie

Da die „Wissenschaftlichkeit" der Homöopathie von ihren Gegnern stets abgestritten wird, wollen wir die Wissenschaftlichkeit der offiziellen Medizin, Medizin hier in ihrem strengen Sinn als die Wissenschaft der Beeinflussung eines Organismus im Sinne der Heilung, mit der Methodik der Homöopathie vergleichen, zugleich damit im Ende den Begriff von Wissenschaft präzisierend.

Zunächst sei einmal darauf hingewiesen, daß die außerordentlichen Erfolge der modernen Medizin, das Wort immer in oben erwähntem Sinn verstanden, praktisch in ihrer Gänze auf den Hilfswissenschaften, vor allem der Chemie, im engeren Sinn der Biochemie, der Physik, letztere besonders im Gebiete der Diagnose, also auf den exakten Wissenschaften beruhen, nicht auf einer eigenen, immanenten Wissenschaftlichkeit der Medizin selbst. Wissenschaft ist charakterisiert als solche durch auf Beobachtungen basierten Gesetzmäßigkeiten, weswegen wir von Naturgesetzen sprechen. Dies steht im Gegensatz zu Empirie, Beobachtung und Erfahrung ohne Gesetze.

Von diesen Gesichtspunkten ausgehend sei einVergleich von „Allopathie" und Homöopathie vorgenommen, von den therapeutischen Entdeckungen der Homöopathie und denen der Schulmedizin, den tatsächlichen Ursprung der außerordentlichsten Erfolge der offiziellen Medizin gewissermaßen unter die historische Lupe nehmend.

Eine dieser größten Errungenschaften ist die Entdeckung des Insulin, die aber ihre Grundlage hat in der Entdeckung der innersektretorischen Pankreasfunktion. Minkowski entfernte ohne weiteren Gedanken von einem Hunde die Bauchspeicheldrüse, einfach zu beobachten, was dann geschähe. Eines Tages fand der Laboratoriumsdiener, der für den Hund zu sorgen hatte, eine weißliche, kristallisierte Substanz am Boden des Käfigs; er kratzte davon ab, kostete davon und es schmeckte ganz süß. Er berichtet darüber Minkowski. Dies wurde die Entdeckung der innersekretorischen Funktion des Pankreas, die am Ende zur Isolierung des Insulin führte.

Die Entdeckung der Wirkung der Lebertherapie, die dann später als Folge die B12 Therapie hatte, womit die bis dahin unheilbare perniziöse

Anämie zum ersten Mal bekämpft werden konnte, geschah auf folgende gewissermaßen ebenfalls zufällige Weise. Whipple und seine Mitarbeiter machten Hunde durch häufige Aderlässe anämisch und fütterten sie dann mit Fleisch, Herzmuskel und Leber, was einen anregenden Effekt auf die Blutbildung hatte. Minot, obwohl sich der vollkommen verschiedenen Natur sekundärer und perniziöser Anämie bewußt, gab auf Geratewohl einigen an Perniziosa leidenden Patienten Leber. Auf diese zufällige Weise wurde eine andere der großen Errungenschaften der Medizin geboren.

Obzwar die Behandlung der progressiven Paralyse heute Domäne der Penizillintherapie ist, bedeutete doch die Malariatherapie die erste Heilbehandlung, wofür ihr Entdecker, Wagner-Jauregg, den Nobelpreis erhielt. Auch hier war der Ausgangspunkt eine zufällige Beobachtung, die Wagner-Jauregg einmal bei einer jungen, an Wahnvorstellungen erkrankten Frau machte, deren Gesundheit nach einem durchgemachten Typhus wiederhergestellt wurde. In Erinnerung an diesen Fall begann Wagner-Jauregg später Fälle von progressiver Paralyse mit fiebererzeugenden Infektionen zu behandeln, fand aber, daß allein die Erzeugung von Malariafieber einen Dauererfolg hatte. Den Gedanken, daß eine Krankheit durch Superposition einer anderen Krankheit günstig beeinflußt oder geheilt werden kann, war durch Beobachtung bereits Hahnemann geläufig und als weitere Stütze für das Simile in mehreren Paragraphen des Organon diskutiert worden. Hahnemann aber, sich auf eine leitende therapeutische Regel stützend, unterschied Krankheiten oder Fieber mit einer von der Symptomatologie der superponierten Krankheit verschiedenen Symptomatologie, in welchem Falle es nur zu einer vorübergehenden Unterdrückung der ursprünglichen Krankheit käme, die wiederkehre, während nur eine Krankheit mit ähnlichen Symptomen zur Heilung führe. Da ist es nun von besonderem Interesse, daß Wagner-Jauregg darauf hinwies, daß aus ihm unbekannter Ursache nur die Malariafiebertherapie erfolgreich sei. Malaria kann aber in gewissen Fällen ähnliche Symptome wie die progressive Paralyse hervorrufen, manische Zustände und Größenwahnideen sowie eine positive Wassermannreaktion in Liquor und Blut. So erweist sich die Malariafiebertherapie, rein zufällig durch empirische Beobachtung gefunden, als homöopathisch und einer von Hahnemann gefundenen Gesetzmäßigkeit folgend.

Eine andere große Entdeckung moderner Medizin ist die des Penizillins, bedeutend besonders auch dadurch, weil sie das neue Feld der Antibiotika eröffnete. Seine Entdeckung, wie damit des ganzen neuen Gebietes, ist, wie bekannt, nur reinem Zufall zu verdanken. Eine niedere Pilzart geriet in eine Schale mit einer Bakterienkultur, die darauf Auflösungserscheinungen zeigte. Zudem geriet der Bericht des Bakteriologen Fleming in Vergessenheit, da er dem Phänomen offenbar keine große Bedeutung beilegte, und der Bericht wurde erst durch eine Gruppe englischer Chemiker wieder gefunden, die dann aus diesem Pilz das Penizillin entwickelten.

Bei dieser Entdeckung kann also von Wissenschaftlichkeit, die immer auf einem Denkprozeß beruht, keine Rede sein. Die Wissenschaft der Ökologie zeigt, daß überall in der lebendigen Natur ein Gesetz des Gleichgewichtes herrscht, von sich die Waage haltenden Einflüssen. Ein Beispiel dafür ist die Beziehung zwischen Gras, Mäusen und Füchsen. Wenn Gras in üppiger Menge vorhanden ist, das Mäusen als Futter dient, vermehren sich die Mäuse; dann bieten sie mehr Futter für die Füchse, die sich in höherem Grade vermehren, dann mehr Mäuse essen, womit sich die Mäuse vermindern. Es gibt zahllose Beispiele für dieses ökologische Gesetz des Gleichgewichtes in der Natur. Pasteur war bereits ein Gegensatz gegenseitig beschränkender Art unter Bakterien bekannt. Hätte man aufgrund dieser durchgehenden Naturgesetzmäßigkeit der ökologischen Balance das Verhältnis zwischen niederen Pilzen und Bakterien studiert, dann allein wäre eine Entdeckung antibiotischer Wirksamkeit, geführt von einer Gesetzmäßigkeit, Wissenschaft gewesen.

Weitergehend erweisen sich fundamentale Arzneien der Medizin als Zufalls- oder bestenfalls empirische Funde. Das erste Spezifikum, Chinin, verdankt seine Findung einer Gräfin Cinchon, die Kenntnis der Wirkung der Rinde des dann nach ihr genannten Cinchonabaumes von den Eingeborenen der Anden nach Europa brachte.

Die wichtigsten Mittel der Herztherapie wurden in ähnlicher Weise gefunden. Digitalis übernahm Withering von einem Kräuterweib; die Kenntnis der Wirkung von Quinidin stammt von einem indonesischen Plantagenbesitzer, von dem sie der Kardiologe Wenckebach übernahm. Die ersten wirksamen Diuretika, die Quecksilberverbindungen, entstammen einer Zufallsbeobachtung des Internisten Saxl bei der Behandlung innerer Syphilis. Auch die Kenntnis der Strophantuswirkung verdankt man Eingeborenen. Die Basis der gesamten Herztherapie entstammt Zufall und Empirie.

Die, mit den genannten, bedeutendste Errungenschaft der Medizin, die Vakzinbehandlung, entstammt ebenfalls empirischer Quelle. Die von den Chinesen lange schon gebrauchte Impfung gegen die Pocken wurde durch eine Lady Montague bekannt gemacht, und dann durch Jenner systematisch entwickelt. Die damit sich allmählich entwickelnde Schutzimpfungsmethode, als Präventivmethode gegen eine Reihe von infektiösen und epidemischen Erkrankungen, wurde eine der gewaltigsten Erfolge der Medizin. Eine der größten Errungenschaften, die Tollwut-Impfung, ist einem Chemiker, Pasteur, zu verdanken.

Es ist gerade hier, bei der vielleicht größten Errungenschaft der Medizin, den Schutzimpfungen, daß wir einem Prinzip, einer Gesetzmäßigkeit begegnen — und es ist das homöopathische Simileprinzip. Als ein durch die Verarbeitung des Ausgangsmaterials bereits verändertes Ison steht das hier zur Verhütung verwendete Material gewissermaßen zwischen dem Ison und dem Homoion, dem Simile.

Was ist, auf die einfachste Formel gebracht, Wissenschaft und Wissenschaftlichkeit in ihrem wahren Grunde? Es ist die Fähigkeit, Voraussagen machen zu können und diese Fähigkeit beruht auf der Existenz von Naturgesetzen und deren Erkenntnis.

Ein klassisches Beispiel sei einer der ältesten exakten Wissenschaften entnommen, der Astronomie. Gewisse Abweichungen im Laufe des Planeten Uranus beobachtend, konnte Leverrier aufgrund mathematischer Berechnungen die Existenz eines anderen großen Planeten, noch nicht entdeckt, voraussagen. Einfach durch ein genügend starkes Fernrohr sehend und dabei, vielleicht zufällig, den Planeten Neptun entdeckend, wäre Empirie oder reiner Zufall gewesen, der Weg, auf dem gerade die bedeutendsten Errungenschaften der Medizin erworben wurden.

Im Jahre 1831 wütete eine große Choleraepidemie in Europa, später auch in Amerika. Die Ärzte standen hilflos und mit rein empirischen Methoden der Epidemie gegenüber und die Sterblichkeit war außerordentlich hoch. Hahnemann konnte aufgrund der ihm bekannt gewordenen Symptome die Heilwirkung einiger Arzneien voraussagen, die sich tatsächlich als wirksam erwiesen, und es waren eben die Erfolge bei dieser Epidemie, die der heftig von der Ärzteschaft bekämpften Homöopathie die erste größere Anerkennung und Verbreitung verschafften. Diese Voraussage konnte Hahnemann machen aufgrund eines von ihm entdeckten biologischen Naturgesetzes oder, wenn man will, einer Regel, dem von ihm entdeckten Simileprinzip.

Historisch rückblickend kann man dazu sagen, daß hier in der Homöopathie die Medizin als Heilkunde, in der Entdeckung von Heilmitteln, zum ersten Mal zu einer Wissenschaft wurde, im Gegensatz zur üblichen Medizin, der Definition von Wissenschaft, als Fähigkeit, Voraussagen zu machen, entsprechend. Besonders an klar und relativ einfach gelegenen Krankheitszuständen läßt sich diese echte Wissenschaftlichkeit durch Möglichkeit der Voraussage aufgrund eines allgemeinen Heilprinzips demonstrieren. Bei jedem Fall von Enteritis, der die Symptome der Crotonölvergiftung mit der für diese charakteristische Symptome in Ähnlichkeit aufweist, läßt sich mit Sicherheit aufgrund des toxikologischen und damit des Prüfungsbildes eine heilerische Einwirkung durch potenziertes Croton voraussagen. Eine ähnliche sichere Voraussage, um ein anderes einfaches Beispiel zu geben, läßt sich bei einem akuten Blasenkatarrh mit den Symptomen von Cantharisvergiftung machen — das berühmte Beispiel für das Ähnlichkeitsprinzip aus dem corpus Hippocraticum.

Das Simileprinzip ist bis heute das — im genauen Sinn der Wissenschaftlichkeit verstanden — einzig durchgängig wissenschaftliche Prinzip in der Entdeckung von Arzneien, das bei jeder durch Medizin einer Heilung zugänglichen Erkrankung mit vorauszusehender Sicherheit aufgrund der natürlichen Selbstregulationsvorgänge, je nach Schwere der Krankheit eine größere oder geringere oder vollkommene heilerische Wirkung voraussagen läßt.

Die auf physiologischer Basis wirkenden Mittel der Medizin und die der heute schon uferlosen Chemotherapie wirken, soweit sie nicht substitutiv sind, zwangsregulatorisch auf den Organismus, meist im monosymptomatischen oder monosyndromatischen Sinn, zugleich mit den immer wachsenden Gefahren der mehr oder minder gefährlichen Nebenwirkungen und den noch längst nicht voll erfaßbaren Langzeitspätnebenwirkungen. Ihr Effekt ist voraussagbar, dagegen ihre Findung geht ursprünglich meist auf Empirie, wenn nicht Zufall, zurück, und sie werden durch eine exakte Wissenschaft, die Biochemie — nicht die Medizin im eigentlichen Sinn — weiterentwickelt.

Im Gegensatz zu der wie an den größten therapeutischen Entdeckungen gezeigten Findung durch Zufall — oder durch eine andere Wissenschaft, die Biochemie, gefundenen Heilmittel — beruht die Homöopathie auf einer durchgehenden, Voraussagen möglich machenden biologischen Gesetzmäßigkeit, einem Heilprinzip, und ist darum echte Wissenschaft.

Wesen der Arznei

Müsset im Naturbetrachten
immer eins wie alles achten:
Nichts ist drinnen, nichts ist draußen,
denn was innen, das ist außen.
So ergreifet ohne Säumnis
heilig öffentlich Geheimnis

Goethe

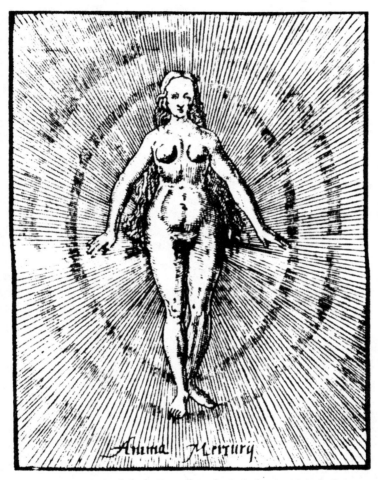

Symbolische Darstellung der Seele der Arznei. Holzschnitt

Silicea

„Und keine Zeit und keine Macht zerstückelt
geprägte Form, die lebend sich entwickelt."

Goethe

Das Wunder der Kristallisation ereignet sich vor unseren Augen Jahr um Jahr, wenn Wasser zu Eiskristallen gefriert. *Krystallos* ist der griechische Name für Eis, und *Krystallos* wurde zugleich die griechische Bezeichnung für Quarz. Schließlich wurde das Wort der Gattungsname für alle Materie, die sich aus dem gestaltlosen gasförmigen und flüssigen Zustande zur Gestalt entwickelt. Der Bergkristall, Quarz, Silicea, erscheint als Symbol aller Kristallisation und Formwerdung.

Es gibt kein Mineral, das sich in so vielen Gestalten findet wie Quarz. Eine Welt von Formen und Farben steigt vor dem Auge auf, wenn man an Amethyst, Zitrin, Topas, Jaspis, Heliotrop, Karneol, Onyx, Agat, Opal denkt. All dies ist Silicea!

Wenn man sich genauer in die Erscheinung des Bergkristalles versenkt, beobachtet man charakteristische feine Rinnen, die horizontal entlang den Längsflächen des Kristalles verlaufen. Man kann in diesem Phänomen den ganzen Formbildungsprozeß in seiner vollen Lebendigkeit mit dem geistigen Auge erfassen. Die Horizontallinien zeigen das Streben, wieder und wieder die abschließende Endpyramide zu bauen. Dieser Tendenz wirkt ständig jene Kraft entgegen, welche die ins Unendliche strebenden Seitenflächen des Kristalles bilden. Hier findet ein ständiger Kampf zwischen den ins Unendliche strebenden, formauflösenden Kräften und den formbegrenzenden Kräften statt. Schließlich vollendet die formschaffende Tendenz den Aufbau der krönenden, abschließenden Pyramide.

Silicea, die Kieselsäure, wurde eine Proteusnatur genannt, stellt sie sich doch chemisch in zwölf verschiedenen Modifikationen dar. In der Natur finden wir sie in einem kristallisierten, mikrokristallinischen und einem amorphen Zustande. In letzterem Zustande, der durch Wasseraufnahme entsteht, gibt es wieder eine große Anzahl von Formen. Je nach dem Wassergehalt gibt es verschiedene kolloidale Zustände der Kieselsäure. Sole, Gele, bis zu groben Sedimenten. Die verschiedenen Kieselsäuren, kombiniert mit zahlreichen anderen Elementen, bilden die Silikate, charakterisiert durch ihre außerordentliche Mannigfaltigkeit. So können wir auch in der Chemie der Kieselsäure eine ähnliche Formfülle schaffende Kraft am Werke sehen wie im Prozesse der Kristallisation.

Das chemisch der Kieselsäure nächststehende Element ist Kohlenstoff. Durch seine Kombinationsfähigkeit ist er von höchster Bedeutung für den Aufbau der organischen Welt. Was der Kohlenstoff für die organische Welt ist, das ist Silicea, die Kieselsäure, für die anorganische Welt, ihr Grundstein. Hier finden wir Kieselsäure nächst dem Sauerstoff als das häufigste aller Elemente, sind doch siebenundachtzig Prozent der Erdkruste und sechzig bis neunzig Prozent des Bodens Silikate. Der Großteil der Gebirge mit ihren mannigfaltigen Formen besteht aus Silikaten. Die feste Basis der Erdoberfläche, die alles organische Leben trägt, ist zum größten Teil eine ungeheure Ansammlung von Quarzkristallen. Jedoch dieses mächtige Skelett, das die ganze Vegetation trägt, ist für die Erde nicht mehr als eine dünne Kruste, von Geologen „Erdhaut" genannt; unterhalb dieser Kruste strömen die flüssigen Silikate, die Oberfläche in Vulkanen, wie durch offene Fisteln, durchdringend. In der Betrachtung des geologischen Prozesses, dem Einschließen des Erdinneren, in der Formung der Gebirge, im Prozeß der fortschreitenden Verhärtung, überall empfängt man wiederum den Eindruck der Urtendenz, sichtbar schon im Quarzkristall, die Kraft der Formgebung, der festen Gestaltung.

Um zur Gestalt zu werden, muß etwas von innen geformt und von außen her abgeschlossen werden; die Gestalt wird bewahrt durch die Fähigkeit, den Einflüssen der Außenwelt gegenüber standzuhalten. Die formende Gestaltungskraft muß daher an besonders widerstandsfähigen Stoff gebunden sein. Es wäre auch anzunehmen, daß dieses Material in besonderem Maße vorhanden sein muß im Stadium der Entwicklung, in welchem die Gestaltungskräfte vor allem am Werke sind.

Von der anorganischen Welt uns zur organischen wendend, wollen wir diese Prinzipien des Gestaltungsprozesses auf Pflanzen, tierische und menschliche formative Entwicklungsvorgänge anwenden und versuchen, aus solcher Gesetzmäßigkeit der Phänomene die Rolle der Kieselsäure, Silicea, in der organischen Welt vorauszubestimmen. Der außerordentliche Überfluß von Silicea in der anorganischen Natur muß bereits auf eine besondere Bedeutung des Stoffes in der organischen Welt gleicher-weise hindeuten. In der Tat, es gibt keinen Organismus ohne Kieselsäure. Wenn wir weiter annehmen, daß der Charakter der Funktion der Kiesel-säure im anorganischen Bereiche sich in ähnlicher Weise im Organischen widerspiegeln muß, müssen wir unser Augenmerk hier auf jene Gewebe richten, die mit Gestalt und Widerstandskraft in erster Linie zu tun haben. Diese sind die äußere Oberfläche, der Stamm oder Stengel und das Stützgewebe. Und in der Tat, man findet die Kieselsäure besonders in den Stengeln der Pflanzen, in den Zellmembranen des epidermalen Gewebes und in den Blatthaaren. Unsere Annahme einer besonderen Bedeutung der formativen Kräfte in den frühen Stadien findet seine Be-stätigung: Kieselsäure ist ein universaler Bestandteil aller Samen. Es ist ferner besonders vertreten im Perikarp, dem Gewebe, das die einhüllende Oberfläche der Frucht bildet. Pflanzen verdanken wesentlich der Kiesel-säure ihre Widerstandsfähigkeit, und Experimente zeigten ihre Funktion, die Pflanzen gegen Pilzinfektionen und gegen Erkrankungen durch Kälte zu beschützen! Pflanzen mit starken elastischen Stämmen sind besonders reich an Kieselsäure, so die Gräser (Weizenstroh enthält bis zu 68%), Riedgras, Farne bis 62%, Palmen und die Mitglieder der Schachtelhalm-familie bis zu 90% der Asche, und der außerordentlich elastische indische Bambus enthält kristallisierte Kieselsteine als Niederschlag in seinem Stamm.

Die eben erwähnten Pflanzen repräsentieren zu gleicher Zeit jene Pflanzenwelt, die in einem frühen Entwicklungsstadium in überwältigen-der Mannigfaltigkeit die Erdoberfläche bedeckte, eine Tatsache, die wie-der auf die zunächst hier postulierte Bedeutung der Kieselsäurekräfte für die im Beginne einer Entwicklung besonders deutlich hervortretenden Gestaltungskräfte bestätigend hinweist.

Die formgebenden Hüllen und Skelette der Diatomeen, primitiver Algen, ebenfalls Frühformen organischen Lebens, bedeckten in einem frü-heren Stadium der Erdentwicklung billionenfach die Oberfläche des viel kieselsäurereichen Urozeans. Die Hüllen und Skelette sind wahre Wun-der an Gestalt, den Gestaltungstrieb in einer unerhörten Fülle faszinieren-der Formen am Werke zeigend.

In der Tierwelt zeigt sich eine ähnliche Tendenz der Kieselsäure, sich an der formenden, gestaltabschließenden Oberfläche und in den dichteren Geweben anzusammeln; sie wurde in Haaren, Federn und Haut gefunden. Verhältnismäßig reich an Kieselsäure ist auch das Ei der Henne.

Den Menschen nun betrachtend, mögen wir bei ihm eine ähnliche Verteilung und Funktion der Kieselsäure annehmen wie in der ihn umgebenden Welt. Was die Silikatkruste für die Erde bedeutet, das bedeutet das Bindegewebesystem für den Menschen. Es ist das weitverbreitetste aller Körpergewebe, dem Organen Form und Widerstand verleihend. Und tatsächlich zeigt die Analyse, daß es kein Bindegewebe ohne Kieselsäure gibt. Die Dura mater, die Ligamente, Faszien und das Periost sind besonders reich an Kieselsäure. Wieder findet man es besonders in den die Oberflächen einhüllenden Geweben, der Haut, den Haaren und Nägeln und in den Kapseln, die die Organe einhüllen. Je jünger die Gewebe, desto mehr sollten sie unter dem Einfluß der formenden Kräfte sein und desto mehr Kieselsäure enthalten. Und in der Tat, das embryonale Gewebe, besonders das Amnion, das dem die Pflanzenfrüchte einhüllenden Perikarp entspricht, hat den höchsten Gehalt prozentual im Vergleich mit den übrigen Geweben. Weiter zeigt die Augenlinse einen relativ hohen Kieselsäuregehalt. Der höchste Gehalt wurde im Fibrinogen des Blutes festgestellt, durch das die zur Formbildung und Verfestigung strebenden Impulse im Blut ständig am Werke sind. Diese dauernde Tendenz zur Gerinnung muß dauernd von den formauflösenden Impulsen im Körper überwunden werden.

Außer der „statischen" Widerstandsfähigkeit, die Silicea dem Körper gibt, mögen wir erwarten, daß es auch die „dynamische" Widerstandsfähigkeit erhöht, die charakteristischerweise auch an das Bindegewebe gebunden ist, insofern das retikulo-endotheliale System und die Wanderzellen dem letzteren angehören. Die weißen Blutzellen nehmen ihren Ursprung vom selben Gewebe wie das Bindegewebe, vom Mesenchym, und sie sind es, die zusammen mit dem retikuloendothelialen System und den Histiozyten das Abwehrsystem des Körpers darstellen. Wenn wir uns die Erde als einen großen Organismus vorstellen wollten, wie es der Astronom Kepler tat, dann würden wir unter der Kruste strömen sehen die dunkle magmatische Flüssigkeit, eisenreich wie unser Blut, und darüber die leichtere flüssige Silikatzone, wie die Lymphe und die weißen Blutzellen des Körpers. Und wir könnten weiter denken, daß Silicea einen besonderen Einfluß auf die weißen Blutkörperchen haben könnte, wie das Eisen auf die roten.

Und in der Tat, Experimente haben gezeigt, daß Silicea eine „explosive" Vermehrung der Zahl der Leukozyten hervorruft (Zickgraf); zu gleicher Zeit steigt der Opsonin-Index an, als Zeichen einer Erhöhung der Widerstandskraft des Körpers. Experimente sowohl als die toxikologischen Erfahrungen durch die Silikose haben gezeigt, daß Silicea ein spezifischer Anreger des Bindegewebes als auch der weißen Blutkörperchen ist.

Wollen wir uns für einen Augenblick das Bindegewebesystem im Körper als ein von diesem losgelöstes, in sich geschlossenes Bild vorstellen. Wir erblicken das Bindegewebe sich über den ganzen Körper verzweigend. Die alle Organe einhüllenden, formgebenden Kapseln bestehen aus Bindegewebe; von ihnen strahlen fächerartig bindegewebige Stränge in die Organe, die die Struktur und den festen Rahmen geben, der mit den epithelialen Zellen ausgefüllt ist. Das Periost formt während der embryonalen Entwicklung die Gestalt des künftigen Knochengerüsts und bildet später den Knochen selbst durch die ebenfalls dem Bindegewebssystem angehörigen Osteoblasten. Wenn wir uns in dieser Weise das Bindegewebssystem gleichsam isoliert vorstellen, haben wir die ganze Gestalt des menschlichen Organismus im äußeren und inneren Umriß vor uns.

Zugleich nehmen wir damit das Tätigkeitsfeld der Kieselsäure wahr. Uns der Funktion der Kieselsäure in der äußeren Welt wie in der inneren des Menschen erinnernd, wo sie formt und aufbaut, stützt und erhält, wollen wir allein mit der Hilfe dieses Bildes versuchen, das Bild des Menschen zu schildern, bei dem wir einen gestörten Kieselsäurestoffwechsel voraussetzen. Das folgende Bild wäre hier anzunehmen:

Solch ein Mensch ist geistig und physisch unstabil. Seinem Intellekt mangelt, was den Gedanken Halt und ein Gerüst gibt: Konzentration und Gedächtnis. Er kann keinen Gedanken halten und ist leicht ablenkbar; daher wird er unfähig für geistige Arbeit oder wird durch sie leicht erschöpft. Auch wenn intelligent, kann er von seinen Talenten nicht richtig Gebrauch machen, da ihm die geistige Organisations- und Formungskraft fehlt. Wenn zur Arbeit genötigt, mag dieser Zustand zu geistiger Erschöpfung führen. Wegen der gestörten Kieselsäurefunktion kann er sich schwer von äußeren Eindrücken abschließen und ist daher besonders den geringsten Einflüssen auf die Sinnesorgane ausgesetzt: die Sinne des Gesichts, Gehörs, Geschmackes und der Tastsinn sind überempfindlich, und diese allgemeine Hypersensitivität bei gleichzeitiger Schwäche kann zur schließlichen Erschöpfung und Abstumpfung der Sinnesfunktionen führen.

Die Willenskraft dieses Menschen wird in ähnlicher Art affiziert sein, er wird unfähig zur Willenskonzentration und zur Stabilität des Handelns. Daher wird er unentschlossen, fürchtet Entscheidungen, vermeidet zu handeln und wird eher von anderen, denen er nachgibt, beeinflußt und angetrieben.

Sein Gehaben ist die natürliche Folge dieser Eigenschaften: seine Überempfindlichkeit muß ihn sehr leicht reizbar machen, unruhig, ärgerlich, aufgeregt über Kleinigkeiten. Auf der anderen Seite ist dieser Mensch nachgiebig von Natur, und seine Schwäche erkennend, sucht er Halt an anderen. Ihm mangelt Selbstvertrauen und er hat Angst vor Mißerfolg. Leicht gerät er in tränenreiche Stimmung, fühlt sich unglücklich, verzweifelt und wird unter Umständen müde des Lebenskampfes.

In seinen Reaktionen gegenüber seiner Umgebung mag er dieselben Zeichen des Mangels an Stärke und Widerstandskraft zeigen. Was seine Beziehung zu anderen Menschen anlangt, kann er nicht für längere Zeit allein sein, er braucht Gesellschaft, aber wenn er deprimiert ist durch das Bewußtsein seiner Schwäche, zieht er sich auf sich selbst zurück. Was den Einfluß von Atmosphäre, Temperatur und Witterung anlangt, ist er mit seiner mangelnden Widerstandskraft und gleichzeitigen Überempfindlichkeit naturgemäß sehr leicht fröstelnd, empfindlich gegenüber dem geringsten Luftzug, aber auch empfindlich gegen zu starke Hitze. Mit solcher Disposition wird er leicht erkältlich sein, sei es durch Kälte oder nach Überhitzung. Mäßige Kälte wie frische Luft mag günstig wirken als die Tonisierung, deren seine Konstitution bedarf. Er wird als Sensitiver vom Gewitter affiziert werden. Warme Anwendungen mögen seine lokalen Beschwerden erleichtern. Sein Mangel an physischer Standhaftigkeit läßt ihn vorziehen, sich nach Möglichkeit zu setzen, statt zu stehen, oder sich hinzulegen, und die ungenügende Widerstandskraft führt leicht zur Erschöpfung schon nach geringer Anstrengung.

Alle äußeren Eindrücke, Berührung, Geruch, starkes Licht irritieren leicht, aber Druck, wie eine Stütze wirkend, mag Erleichterung gewähren. Die gleiche Überempfindlichkeit erzeugt leichten Schlaf, aus dem er bei geringer Störung auffährt. Er mag Angstträume haben, die ein unbewußter Ausdruck seines Minderwertigkeitsgefühles und Mangels an Widerstandskraft sind.

Ohne Kieselsäure werden die Ligamente, die den Rahmen des Körpers zusammenhalten, schwach. Die Sehnen sind dann leicht gezerrt und die Knöchel werden eine Neigung zum Umknicken haben. Trotz eines guten Appetits, als vielleicht natürliche Reaktion, den Körper zu kräftigen, bleibt derselbe im ganzen eher schwächlich und mager.

Wenn ein Mensch dieser Beschaffenheit, schon schwächlich von Natur oder geschwächt durch geistige oder körperliche Überanstrengung in seinem Gleichgewicht noch mehr gestört wird, werden charakteristische Organstörungen oder Krankheiten zu erwarten sein.

Das Haupt, der am stärksten durchformte Teil des Körpers, mit starker Knochenentwicklung, scheint die Region zu sein, in der die formativen und festigenden Kräfte besonders stark am Werke sind. In diesem Zusammenhang sei daran erinnert, daß die Dura mater, die das Gehirn einhüllende Bindegewebskapsel, besonders reich an Kieselsäure ist. Besonders hier mögen wir viele Symptome, wie chronische Kopfschmerzen, Eingenommenheit, Schwindel, im Rahmen der konstitutionellen Allgemeinsymptome erwarten. Der Bewegungsapparat, motorische Nerven und Extremitäten mögen Hypotonie, Lähmigkeit und Taubheitsgefühl zeigen.

Die Haut wird ihre Elastizität verlieren und ungesund erscheinen mit Schweißneigung. Es sei erinnert, daß Kieselsäure als wirksames Trocknungsmittel gebraucht wird. In Japan halten Spitzenarbeiter Quarz in den Händen, um Schweiß zu verhüten. Wir sehen hier wieder die „verfestigende", den kolliquativen Kräften entgegenwirkende Eigenschaft der Kieselsäure.

Die Einwirkung der Kieselsäure auf die Lunge zeigt sich deutlich in der Silikose als Vorläufer von Tuberkulose. Homöopathisch ist Silicea immer ein wichtiges Mittel für Lungentuberkulose gewesen, wenn durch die Symptomatologie angezeigt. Der zur Tuberkulose mehr disponierte asthenische Habitus ist ein gutes klinisches Bild des reinen Silicea-Typus.

Der Mangel an Kieselsäure innerhalb der Bauchhöhle und deren elastischen Fasergewebe muß sich zeigen in Hypotonie und folglich in

Meteorismus und Schwierigkeit in der Ausstoßung des Stuhles. Die allgemeine Schwäche wird zu korrespondierenden Symptomen innerhalb der Genitalsphäre führen.

Jedoch der Haupteinfluß einer Störung des Kieselsäurestoffwechsels wird sich nicht so sehr an einzelnen Organen zeigen, da es keine organspezifische Substanz ist, als vielmehr eine spezifische Beziehung zu einem ganzen System hat: dem Bindegewebe, dem retikuloendothelialen System und den Leukozyten. Wir werden daher chronische Eiterungen als charakteristisch erwarten. Die schwache Widerstandskraft ist unfähig, Infektionen rasch und endgültig zu überwinden. Daher zieht sich der Eiterungsprozeß hin, der Eiter ist von schlechter Qualität, dünn und grünlich, übelriechend; die Heiltendenz des Bindegewebes ist ungenügend, es bildet sich Narbengewebe, das immer wieder durch neue Eiterung durchbrochen wird, und das Resultat ist die Fistel, die sich nicht schließen kann. Chronische Eiterung und Fistelbildung wird sich besonders im Bereich des Knochensystems und des knochennahen Gewebes finden. Daher können wir osteomyelitische Prozesse erwarten, chronische Ohreiterungen, Nebenhöhleneiterungen, Zahnfisteln. Die Haut, für deren Elastizität und gesunde Funktion die Kieselsäure von Bedeutung ist, wird bei Störung der Kieselsäurefunktion mit Entzündung, Ekzem reagieren, mit von hartem, reaktivem Gewebe umgebenden Furunkeln, Abszessen, die nicht aufbrechen, aber unter der Haut weiterkriechen, Geschwüren ohne Heilungstendenz mit harten Rändern und dem typischen Eiter. Die Lymphdrüsen vergrößern sich und werden hart, brechen auf und fisteln. Überall wird die schwache Oberfläche durchbrochen und kämpft umsonst, sich durch reaktive Formung von Narbengewebe wieder zu schließen.

Wie es sich bereits in der Tendenz zur Narbenbildung, zur Verhärtung des Narbengewebes zeigt, führt die Desorganisierung der Kieselsäurefunktion zu einer Art lokalen „Kongestion" des Kieselsäureprozesses. Als Zeichen dieses Vorganges mögen wir lokale Verhärtungen finden, besonders an Knochen und Knorpeln, Exostosen, Osteome, Chondrome, in der Haut Keloide, Fibrome, Epitheliome, harte Lymphdrüsen. In der dem Ektoderm zugehörigen Linse zeigt sich ebenfalls diese Tendenz zum Verlust der Elastizität mit Verhärtung in Kataraktbildung, für dessen Behandlung Silicea seit je einen gewissen Ruf besitzt.

80

Eine ähnliche „verhärtende" Tendenz liegt in der Bildung gichtischer Niederschläge in Gelenken und in der Bildung von Konkrementen. In der Tat wurde Kieselsäure bereits von Paracelsus gegen die „tartarischen" Krankheiten benützt.

Es ist eine umfangreiche und ganz bestimmte Pathologie, die aus der Störung der Kieselsäurefunktion im Menschen, wie wir sie annehmen, entstehen kann.

Wir erschlossen die ganze Funktion und Pathologie des Kieselsäurestoffwechsels im Grunde aus der Betrachtung des Bergkristalles und der Daten über die Verbreitung der Kieselsäure in der anorganischen und organischen Welt. Wenn wir uns nun der Arzneimittellehre zuwenden, werden wir hier eine volle Bestätigung finden, und es braucht nur der Hinzufügung der feineren, individualisierenden Züge, wie sie durch die Prüfungen und durch die klinischen Erfahrungen geliefert werden, um das Bild von Silicea als Arznei zu vervollständigen.

Paracelsus sagt: „Ihr sollt sehen in das Innere des Menschen, als ob ihr sehen würdet den Kies auf dem Grunde eines kristallklaren Brunnens". Auf den Menschen blickend, sollen wir in sein Inneres sehen, und auf die Natur blickend, sollen wir den Menschen erschauen. Wir sahen in die Natur, in das Licht des Bergkristalles. Seine verborgene Kraft breitet sich über die Erde, formt Gerüst und Oberfläche, steigt auf in die Pflanzen, fließt durch den Stamm zu den Blättern, ihren Umriß gestaltend, sie umhüllt den Samen, die Frucht, den Embryo und den Menschen, wie sie die Erde umhüllt; sie bildet das feste Gerüst des Menschen, ihm Widerstandskraft und Form verleihend, und steigt auf, um an der Kristallinse des Auges zu formen, durch die wir schließlich die Überfülle lebendiger Formen erblicken, alle wurzelnd in jenem größten Wunder, dem Wunder der Gestalt.

Calcarea Carbonica

Calcium carbonat, Kalk oder Kalkspat, verdankt seinen Ursprung dem tiefer gelegenen Urgestein, vornehmlich dem Granit. Es handelt sich dabei meistens um Kalksilikate (wie Plagioklas, Amphibol, Epidot, Pyroxen), die auch zahlreiche andere Elemente enthalten, aus denen das Calcium gelöst wird. Das Element Calcium, ein weißlich scheinendes Material, kann als solches unter naturgegebenen Bedingungen nicht bestehen, es verbindet sich sofort mit Kohlensäure zu kohlensaurem Kalk. Die Öffnungen der Erdkruste, Vulkane vor Allem, entlassen als Exhalationen ständig Kohlensäure in die Atmosphäre, sättigen hier die Wasserdämpfe, mit denen sie in den Niederschlägen, Regen und Schnee, niederfallen. Die Kräfte der damit verbundenen Erosion zerstören Silikate, wobei Calcium frei wird, das sich sofort mit Kohlensäure verbindet, die die Kieselsäure verdrängt, wobei sich zunächst das lösliche, und durch in allen Gewässern vorhandene Kohlensäure in Lösung erhaltene Calcium Hydrocarbonat bildet, mit dem es in die Meere gelangt. Wo immer sich die freie Kohlensäure vermindert, sei es durch Verdunstung, sei es durch seinen Verbrauch durch die Pflanzenwelt, fällt nun kohlensaures Calcium, Calcium carbonicum aus.

Hier, in der äußeren Natur, erweist sich der Kalk als eine zu einer ganz außerordentlichen Vielfalt der Gestaltung fähigen Verbindung, in der so der Form-, der Gestaltungsprozeß besonders aktiv ist. Zweitausendfünfhundert verschiedene Arten von Calcitkristallen sind bekannt, außerdem kommt Kalk in granulärer, lamellärer, nodulärer, tuberöser und Stalaktitenform vor.

In die Meere getragen, beginnt für den Kalk ein erd- und lebensgeschichtlich entscheidender neuer Zyklus. Leben begann in den Urozeanen und seine weiche Substanz, im Ursprung noch amöbisch ungestaltet, benötigte einen gestaltenden, gestalterhaltenden Stoff, um sich gegen die gewaltige Macht des Wasserdruckes und der Wellenbewegung zu halten. Es war der Kalk, der diese Kräfte lieferte, im ersten festen Aufbau der Meereslebewesen. Es waren besonders die der ständigen Brandung ausgesetzten Mollusken und die unzähligen, winzigen Polypen, die als Korallen gewaltige Stöcke bildeten, die Kalk an sich zogen. Eine der größten Gruppen des Tierreiches sind die Mollusken, deren es 80 000 verschiedene Arten gibt, nur eine von ihnen, die Gattung Conus mit 650 verschiedenen Formen, sie scheiden durch ihren Mantel Kalk aus, der sich in zahllosen, immer verschiedenen Formen als Schale um sie legt.

Die Kalkskelette dieser gewaltigen Formenwelt wurden in geologischen Zeiträumen durch Faltung und Überschiebung zu Gebirgen des Festlandes aufgetürmt, die zum Unterschied von den mehr einfachen Formen der Urgesteinszüge einen großen Formenreichtum aufweisen.

Mit der Entwicklung des tierischen Lebens auf dem Festland mußten sich die gestaltfestigenden Kräfte nach innen wenden, und diese „vis formativa" bediente sich zur Bildung des formgebenden Skelettes wieder des Kalks. Das allen Funktionen übergeordnete, sie regierende Nervensystem, mit dem Gehirn als seiner höchsten Zentrale, übt so ebenfalls eine formative Funktion für den Gesamtorganismus aus (charakteristischerweise besitzt das gestaltlose, gestaltauflösende karzinomatöse Gewebe keine Nerven). Im Organismus, neben dem Skelett ist es das Gehirn, das in erster Linie Kalk an sich zieht.

Diese verfestigende, gestalterhaltende Funktion des Calciums drückt sich überall im Organismus in Form einer Überregbarkeit hemmenden, nervlich festigenden, und in einer abdichtenden Funktion aus. Die Erregbarkeit des Gehirns und der Nerven wird durch Calcium herabgesetzt. Verminderung des Calciumspiegels führt zu Unruhe, Muskelzuckungen, schließlich Konvulsionen. Die gleiche „verfestigende" Grundtendenz erweist sich durch seine stimulierende Wirkung auf den Sympathikus, wobei es zur Kontraktion des Herzmuskels, Erhöhung des Gefäßtonus, und durch direkte Einwirkung zur Abdichtung der Kapillarwände führt. Hemmend ist auch seine Wirkung auf die Bewegungen sowohl als auf Sekretionen des Magen-Darm-Traktes.

Mit besonderer, in ähnlicher Richtung wirkender Funktion findet sich Calcium im Bereich des Flüssigen im Körper. Seine verfestigende Wirkung erweist sich im Koagulationsprozeß des Blutes, wofür es essentiell ist. In ähnlicher Weise kann es auf die Lymphe wirken. In der Ionenform, in der es innerhalb der Körperflüssigkeiten vorkommt, wirkt es ständig gegen die verflüssigende Tendenz anderer Ionen. Eine seiner Hauptfunktionen ist die Herabsetzung der Durchlässigkeit der Zellwände, in dieser Weise Zellstruktur festigend und erhaltend.

Rückblickend auf die Zirkulation und Kräftewirkung des so form-
reichen Kalkes im Erdleben und im Leben der Organismen, finden wir es
als Teil des „Erdskelettes", der Erdkruste in mächtigen Gebirgszügen,
im gestaltgebenden Knochensystem, in seiner hemmenden und verfestigenden Wirkung in Nerv und Zelle, in seiner die zahllosen Mollusken
festigenden und beschützenden Funktion, wie bei der Auster, von deren
mittleren Schalenteil Hahnemann das Material nahm, um davon ein
Heilmittel zu präparieren, das er Calcarea carbonica nannte.

Damit begann ein neuer Zyklus für den Kalk, als er nun als Heilmittel
in potenzierter Form in den erkrankten Organismus eingeführt wurde.
Wenn wir die für Calcarea carbonica typische und für seine Wirkung
besonders geeignete Personalität betrachten, möchten wir wohl in über-
tragener Weise den Eindruck einer Auster ohne Schale erhalten. Es ist
ein plumpes Individuum mit schlaffer Faser, bläßlich, von gedunsenem
Aussehen. Die gereichte Hand ist feucht, kühl und weich. Hier und dort
ist die Haut im allgemeinen kühl und feucht, besonders an Händen und
Füßen, am Hinterkopf besonders bei rachitischen Kindern, wo die verfestigende Kraft des Kalkes fehlt. Oft besteht auch ein subjektives Gefühl
der Kälte an verschiedenen Körperteilen, überdies große Empfindlichkeit
gegenüber Kälte, ja gegen den kleinsten Luftzug, der Erkältung oder
rheumatische Schmerzen oder Neuralgien mit sich bringt; mit solcher
Disposition folgt oft eine Erkältung der anderen.

Mit der Schlaffheit der Gewebe geht rasche Ermüdbarkeit einher,
leichte Müdigkeit schon nach wenig Bewegung oder längerem Stehen,
im Sitzen ein schlaffes Herabgleiten im Stuhl. Bei der großen Kälte- und
Zugempfindlichkeit besteht ein Verlangen nach frischer Luft, da sie ener-
gisierend auf diesen schlaffen Zustand wirkt. So leicht erschöpft wie der
Körper ist der Geist. Die kleinste geistige Anstrengung bewirkt Erschöpfung. Das Gedächtnis ist schwach. So ist die Konzentrationsfähigkeit,
das Denken kann mehr und mehr konfus werden. Dabei besteht ein vollkommenes sich Bewußtsein dieses Zustandes. All dies bringt Furcht hervor, Furcht, daß andere dies bemerken können, Furcht, daß etwas Böses
geschehen könnte, ja Furcht, den Verstand zu verlieren. Depression,
manchmal bis zum Grade der Verzweiflung, Reizbarkeit sind die Folge.
Jede Kleinigkeit regt auf; offen gegenüber allen irritierenden Einflüssen
der Umwelt, ist es, als ob jeder Eindruck durch diese schwache und

schlaffe Organisation hindurch gehen würde. Unbeschützt gegen die physische und allgemeine Umwelt braucht diese Persönlichkeit eine Schale. Sie braucht die Kräfte, die in der Formation des Skelettes oder einer Austernschale wirken — sie braucht Calcarea carbonica.

Welches Organ immer erkrankt ist, wenn eine solche Konstitution vorhanden ist, Calcarea carbonica wird das Heilmittel sein. Jedoch hat Calcarea carbonica eine spezielle Beziehung zu jenen Systemen, in denen die formativen Kräfte besonders wirksam sind, dem Knorpel und Knochengewebe und dem Nervensystem. Entzündliche oder Aufbraucherkrankungen von Knochen und von Gelenken, Störungen im Knochenaufbau, wie bei Rachitis oder auch Exostosenbildung sind ein Feld für die Calcarea-Wirkung. Im Bereich des Nervensystems ein Zustand reizbarer Schwäche, mit allen für den Neurastheniekreis charakteristischen Symptomen, kongestive Kopfschmerzen, Schlafstörungen, Muskelkrämpfe, Konvulsionen, Epilepsie sind nur einige der Indikationen, wenn auch die entsprechenden Modalitäten vorhanden sind.

Überall folgt, wie in der äußeren Natur, Calcium dem wäßrigen Element, und so ist ein weiteres Feld im Organismus die Lymphflüssigkeit, die Lymphbahnen mit den zwischengeschalteten Lymphdrüsen. Auch hier entfaltet es bei Entzündungen seine abdichtende, verfestigende Wirkung, ebenso bei Transsudaten und Exsudaten der Schleimhäute, letztere durch die häufige entzündliche Reizung zur Polypenbildung geneigt — alles Heilanzeigen für Calcarea carbonica. Es ist das Gebiet der exsudativen Diathese mit der ständigen Erkältungsneigung und dem charakteristischen pastösen, oft scheinbar kräftig aussehenden Typus.

Wie Calcium sich in der Natur gelöst überall in den Wasserwegen findet, so im Organismus im Blut und in den zahllosen Kanälen des Lymphsystems mit seinen zwischengeschalteten Drüsen, in diesen Mikroströmen, die die Körperflüssigkeit mit den darin gelösten Stoffen den Zellen zu- und von ihnen abführen. Neben Skelett und Nervensystem ist das Lymphsystem das dritte Hauptfeld der Calcarea-Wirkung. Auch hier entfaltet Calcarea seine regulative Wirkung im Sinne der Verfestigung. Der Typ, der diese regulative Wirkung nötig hat, der Calcarea-Typ, ist gewissermaßen ein „wäßriger Typ". Ungeschützt schon unter normalen Verhältnissen gegen das Überfließen der Lymphflüssigkeit, was sich in einem leicht gedunsenen Aussehen äußert, entstehen, wenn sich unter dem Einfluß entzündlicher Reize die Schleusen der Lymphkanäle öffnen, Transsudate und Exsudate, Katarrhe aller Schleimhäute, Drüsenschwellungen und Entzündungen. Hier entfaltet sich das Bild der leukophlegmatischen Konstitution. Hier entfaltet Calcarea carbonica seine ihm überall eigene verfestigende Wirkung, die es das große Heilmittel dieser Konstitution werden läßt.

Die Arzneiprüfungen und klinische Erfahrungen geben die wichtigen Modalitäten und Begleitsymptome seiner Wirkung, unerläßlich für genaues Verordnen in zahlreichen, verschiedenen Zuständen, jedoch alle innerhalb des Rahmens des allgemeinen Bildes.

Was bleibt, nachdem Leben schon lange aus dem Körper entschwunden ist, ist der anorganische Teil, das Skelett, Symbol des Todes, bis auch dieses Teil der Minerale der Erde wird. Massen angehäufter zerfallener Skelette ehemaliger Lebewesen bilden wieder einen großen Teil des Skelettes der Erde den Zyklus des Kalkes schließend. Überall wo Leben entschwindet, ziehen die Zellen Kalk an, und wenn sie abgestorben sind, schlägt sich Kalk kristallisiert nieder, vollendend den Prozeß der Nekrose. Je weniger „Leben", Blut und Blutzirkulation in einem Gewebe vorhanden ist, desto mehr verbindet es sich mit Kalk, im Knochen, Skelett, im Gehirn. Sie sind die am stärksten geformten Organe und sie sind auch die eigentlich Formgebenden, in ihnen ist die formative Kraft, die „Vis formativa", am stärksten tätig. Durch das Skelett wird die lebende Gestalt endgültig begrenzt, als Ende der Entwicklung.

Mit der Kieselsäure, Silicea, sehen wir die formativen Kräfte noch in den weichen, gestaltgebenden Teilen, dem Bindegewebe vor allem, wirksam.

Mit dem Kalk tritt endgültige Verfestigung, Materialisation, Kristallisation ein, und am Ende, in der Nekrose, das Ende des Lebensvorganges.

Zwischen Assimilation und Dissimilation, formaufbauenden und formgebenden Kräften, zwischen den überströmenden Kräften des Lebens und den verfestigenden des Todes, schwingt das Pendel der Entwicklung, und in diesem rhythmischen Zyklus entfaltet sich das Bild der lebendigen Gestalt.

Bryonia alba*

In dieser Arbeit wird, dem Prinzip der Ganzheit folgend, das der Homöopathie zugrunde liegt, der Einheit des Mittels und der Dosis, verabreicht für die Totalität des einzelnen Krankheitsbildes ein einheitlich integriertes, auf das Wesenhafte dringende Arzneimittelbild gegenübergestellt.

Bryonia alba ist nicht nur eines der bestgeprüften, sondern auch eines der meistverwendeten Polychreste der Arzneimittellehre. Im Bestreben, mit Hilfe der wohlbekannten Symptomatologie und unserem Allgemeinwissen über die Pflanze den Grund für ihre außerordentliche Brauchbarkeit zu erklären, wollen wir versuchen, zu gleicher Zeit tiefere Einsicht in die inneren Kräfte der wilden Zaunrübe zu gewinnen.

Jeder Organismus, sowohl menschlicher, tierischer wie pflanzlicher Natur, hat seinen eigenen charakteristischen Rhythmus und seine besondere Energie der Wirkungsweise; dies ist gleichfalls gültig für pathologische Prozesse. Bryonia-Symptome entwickeln sich allmählich und verstärken sich mit einer gewissen Energie und Zähigkeit. Einige Tage vor dem tatsächlichen Ausbruch der Erkrankung machen sich prodromale Erscheinungen bemerkbar. Im Verlaufe der akuten Erkrankung fühlt sich der Patient zuerst oft schlechter in den Morgenstunden, aber wenn die Erkrankung fortschreitet, entwickelt der Patient eine allmähliche Verstärkung der Symptome, bis der tägliche Gipfel der Verschlimmerung in den Abendstunden erreicht wird. Die Symptome wechseln nicht rasch, sondern schreiten langsam von Organ zu Organ vor, von einem Teil des Körpers zum andern. Das Organ, in dem sich der pathologische Prozeß festsetzt, wird erst allmählich erreicht. So zum Beispiel steigt eine Erkältung allmählich von der Nase in die Luftröhre und erreicht schließlich die Bronchien und die Lunge selbst.

Verschlechterung durch jede Bewegung und Trockenheit aller Schleimhäute sind Schlüsselsymptome des Mittels. Folgerichtig ist der

---

* Von verschiedenen Herausgebern angefordert und übersetzt, spanische Übersetzung von Kurt Hochstetter.

Patient besser bei Ruhe und allem, was Bewegung verhindert, wie Gegendruck und Liegen auf der schmerzfreien Seite.

Der Bryonia-Patient hat eine Verschlimmerung in der Frühe, nach dem Erwachen, in der Zeit, wenn er beginnt, sich zu bewegen. Er ist verschlimmert durch Essen; und da Essen, Kauen, Schlucken Bewegungen des Verdauungstraktus bedeutet, mag auch diese Modalität ein Ausdruck der umfassenden Hauptmodalität „Verschlechterung durch jede Bewegung" sein.

Die allgemeine Verschlimmerung von äußerer Wärme läßt sich erklären durch den austrocknenden Effekt von Hitze auf die Schleimhäute; außerdem entstehen oft Bryonia-Symptome in heißem Wetter, wenn Schweiß plötzlich unterdrückt wird. Daher die Modalität „Beschwerden von plötzlicher Abkühlung nach warmem Wetter".

Die Trockenheit der Schleimhäute produziert Durst für große Mengen von Flüssigkeit, die aber nur in größeren Zwischenräumen genommen wird, wahrscheinlich wegen der herabgesetzten Absorptionsfähigkeit der ausgetrockneten Schleimhäute.

Das Hauptgebiet der Bryonia-Wirkung ist logischerweise das anatomische System, das mit Bewegung zu tun hat. Bryonia greift reaktiv den Mechanismus an, der durch den ganzen Organismus hindurch den Organen ermöglicht, sich zu bewegen, innerhalb der Körperhöhlen zu gleiten und sich gegeneinander zu bewegen, das System von Doppelscheiden, alle grundsätzlich nach dem gleichen anatomischen Muster gebaut, wie Pleura, Peritoneum, Synoviae und Bursae, Sehnen- und Nervenscheiden. Bis zu gewissem Grade sind auch die Muskeln affiziert und zeigten in Hinsdales Experimenten Ödem und trübe Schwellung der Muskelfibrillen. Im Wesen sind es jedoch die Serosa und die funktionell entsprechenden Gewebe, die den Organen Bewegung ermöglichen, die das Hauptgebiet für die Wirkung der Bryonia abgeben.

Das zweite große Charakteristikum, die große Trockenzeit, zeigt den anderen Angriffspunkt der Bryonia, die Schleimhäute. Reizung und Entzündung von Serosa und Mukosa sind gewöhnlich gekennzeichnet durch scharfe stechende Schmerzen, die auch den charakteristischen Schmerzausdruck des Bryonia-Falles ausmachen.

Der *pathologische Prozeß,* dem der Bryonia-Effekt entspricht, ist die fibrinöse Entzündung. Wir fühlen hier wieder den grundsätzlichen Charakter der Arznei ausgedrückt, da fibrinöse Entzündung eine Art „trockene" Entzündung mit nur wenig Serumausschwitzung darstellt, die zum Niederschlag von Fibrin führt, das Bewegung der Serosa verhindert, und schließlich Adhäsionen hervorruft und damit die Bewegung vollkommen aufhebt.

Verhinderung von Bewegung, des freien Flusses der Sekrete und Absonderungen liegt gleicherweise zugrunde den *ätiologischen Faktoren*, die häufig die vorher erwähnten pathologischen Zustände hervorrufen: Unterdrückung von Schweiß, des Wochenflusses, Milchsekretion, der Lochien und von Exanthemen. Unterdrückung von Ärger ist ein bekannter atiologischer Faktor der Bryonia-Erkrankung. Unterdrücktes Ressentiment und unterdrückte aggressive Tendenzen werden als von ursächlicher Bedeutung für die Entstehung von rheumatischer Arthritis angesehen, die oft die typischen Bryonia-Symptome aufweist. Die Wirkung von Ärger und dessen Unterdrückung auf den Gallenfluß ist wohlbekannt. Bryonia hat im Tierexperiment (Hinsdale) Störung des Gallenflusses mit folgender Degeneration der Leberzellen hervorgerufen.

Wir sehen auch auf psychologischem Gebiete einen Prozeß der Verhinderung des freien Flusses, der „Bewegung" der Emotionen, der eine Anzeige für die Aktion der Bryonia darstellt.

Wenn, hervorgerufen durch irgendeinen der erwähnten ätiologischen Faktoren, sich bei einem Individuum in dem charakteristischen Gebiet der Bryonia-Wirkung ein pathologischer Zustand entwickelt, wie er zuvor beschrieben wurde, dann wird das Individuum ein charakteristisches Gehabe aufweisen. Es wird sich angestrengt bemühen, Bewegungen des affizierten Körperteiles, und je mehr es im Ganzen affiziert ist, jede Art von Bewegung zu vermeiden. Es wird überall sich festhalten, um eine sichere Lage, gesichert von Schmerz, zu erzielen.

Diese allgemeine Tendenz entfaltet sich in identischer Weise auf *geistig-seelischem Gebiet*.

Der Patient wünscht auch seelisch nicht bewegt zu werden. Er hat eine Abneigung gegen Konversation und will in Ruhe gelassen werden. Besucher sind unwillkommen. Unlust zu jeder Tätigkeit ist vorhanden; Denken wird zur Anstrengung, und im Fieber entwickelt sich ein Zustand von Gedankenträgheit, der die Bewegung der Gedanken verlangsamt und verhindert. Die Notwendigkeit, ständig auf der Hut gegen körperlich-seelische Bewegung zu sein, produziert eine reizbare Stimmung, und tatsächliche Störungen provozieren Reaktionen von Ärger. Der Patient wird jedem Versuch, die Ruhelage, die er seelisch und körperlich sucht, zu stören, mit Widerstand und Abneigung begegnen, und wird instinktiv trachten, die Ruhelage mit allen Mitteln zu sichern.

Es ist die Sphäre des Unterbewußten, die in Haltung, Träumen, deliranten Zuständen, die grundlegende Ausdrucksform wiederholend, den Schlüssel für die mannigfaltigen Aspekte der Bryonia-Symptome liefert. Wir finden hier klinisch bestätigte Prüfungs-Symptome wie: „Unnötige Ängstlichkeit", „Angst wegen der Zukunft", „Starkes Gefühl der Unsicherheit mit seelischer Depression und Angst vor der Zukunft", „Furcht vor Verarmung", „Träumt die ganze Nacht lebhaft von ängstlicher Besorgung seiner Geschäfte", „In seinen Träumen ist er mit häuslichen Angelegenheiten beschäftigt", „Spricht im Delirium fortwährend von Geschäften, die zu erledigen sind", „Unsinniges Gerede über sein Geschäft", „Träume, verfolgt zu sein, mit dem Bestreben, zu entkommen", „Glaubt im Delirium, daß Feinde um ihn herum sind, und möchte nach Hause".

In der Bildersprache des Unterbewußtseins sehen wir hier den *fundamentalen Charakter* von Bryonia enthüllt: Der instinktive Drang nach Sicherheit. Wenn die Person im Traum zu entkommen wünscht, sucht sie Sicherheit; wenn sie sich über die Zukunft Sorgen macht und Angst vor Verarmung hat, strebt sie nach Sicherheit. Geschäfts- und Haushaltsangelegenheiten beschäftigen das Unterbewußte in Träumen und Halluzinationen als Ausdruck des immer gegenwärtigen ängstlichen Strebens, die ökonomische Position zu sichern, sich eines stabilen Ruhepunktes zu vergewissern; wenn die Person im Delirium wünscht nach Hause zu gehen, in das Heim, das Schutz, Dach und Schirm bedeutet, dann ist dies wieder ein anderer Ausdruck dieses instinktiven Suchens von Sicherheit.

Überall, in physischen, Gemüts- und Unterbewußtseinssymptomen zeigt die Bryonia-Persönlichkeit dieselbe grundsätzliche Gestalt. Sie sucht nach einer sicheren Stellung, sie sucht sich an etwas anzuhalten, sie strebt unaufhörlich nach einem Zustand von Stabilität und Ruhe, sich jedem Wechsel der Lage widersetzend, anhaltend am schmerzhaften Körperteil oder an der Stellung im Bett oder an der Stellung im Geschäft, immer beschäftigt mit einer Sorge, die allen den mannigfachen symptomatischen Ausdrücken des Bryonia-Bildes entspricht: der Suche nach Sicherheit.

Die typische Bryonia-Persönlichkeit, wie man sie im täglichen Leben trifft, ist nicht der Künstler, Wissenschaftler oder Philosoph, der Erforscher der Schönheit und des Unbekannten, der nichtachtend der materiellen Basis seiner Existenz in luftige Höhen strebt, sie ist vielmehr der Geschäftsmann, der Versicherungsagent, der Buchhalter, der Mann mit wenig Phantasie, aber mit viel Berechnung, ein „trockener" Geselle, nüchtern, verläßlich, methodisch, zäh, seine Schritte überlegend, sorgsam Pfahl nach Pfahl in den Grund treibend, um sein Netz daran zu befestigen, gefaßt in allem, was er tut, und er tut es mit Verläßlichkeit, Stabilität, Sicherheit.

Immer, wenn die sichere Grundlage mangelt, wird die Bryonia-Persönlichkeit reizbar, ärgerlich, ängstlich, deprimiert, immer ausschauend nach etwas, was verspricht, Stabilität und Sicherheit zu verleihen.

Bryonia entspricht so einer weitverbreiteten, grundsätzlichen Haltung, die man in jedem Berufe und in jeder Lebenssphäre antreffen kann, die besonders charakteristisch ist für den Menschentypus, den man den „ökonomischen Menschen" nennen kann. Kein Wunder, daß Bryonia eines der häufigst gebrauchten Polychreste unserer Arzneimittellehre wurde.

Die tägliche Praxis liefert reichliches Material für die Heilwirkung der Bryonia. 2 typische Fälle mögen als Illustration genügen:

Fall 1: Ein Ehepaar hat einige homöopathische Mittel daheim für einfache, akute Erkrankungen, wie beginnende Erkältungsfieber. Der Gebrauch von Aconit ist ihnen für letzteren Fall angeraten. Eines Tages sagt mir der Mann: „Wissen Sie, Doktor, Sie haben uns Aconit für beginnende Erkältungen angeraten, es hilft meiner Frau immer, aber es hat mir niemals geholfen. Einmal versuchte ich Bryonia, es half sofort, und seither nehme ich es immer, wenn nötig, und bekomme niemals eine Erkältung."

Seine Frau ist ein sehr lebhafter Typus, mit vielseitigen Interessen, rasch reagierend. Er ist ein nüchterner, zäher, hart arbeitender Berater in Kapitalsangelegenheiten. Experimentierend fand er das Mittel, das seinem Typus entsprach.

Eines Tages wurde ich dringend zu ihm gerufen. Er hat intensiven Schüttelfrost mit klappernden Zähnen und beklagt sich über einen scharfen Schmerz im linken Hypochondrium, schlechter bei geringster Bewegung. Die Temperatur war hoch, der Puls nahe 100, der Bauch bretthart gespannt mit außerordentlicher Schmerzhaftigkeit in der unteren Hälfte des Bauches. Da er an Divertikulitis litt, schien es klar, daß es sich um eine Entzündung eines Divertikels mit Zeichen eines drohenden Durchbruches handelte. Ich rief sofort den Chirurgen an und gab inzwischen eine Dosis Bryonia 200. Innerhalb Minuten hörte der Schüttelfrost auf und in kurzer Zeit sagte der Patient, wie viel besser er sich fühle. In einer Viertelstunde kam der Chirurg, fand eine inzwischen geänderte Situation und entschied zu warten. In wenigen Tagen war der Patient auf dem Wege zur Gesundung.

Fall 2: Ein 48jähriger Mann kam in die Sprechstunde mit folgenden Beschwerden: In der Frühe, nach dem Aufstehen, spürte er einen plötzlichen scharfen Schmerz im Nakken; während des Tages hat er öfters Schmerzen in der Sigmoidgegend, besser von Druck; seit einiger Zeit konstipiert; außerdem leidet er von Zeit zu Zeit an Attacken von Hexenschuß in der rechten Lumbalgegend mit stechenden Schmerzen, besonders bei gelegentlichem Husten. Die Schmerzen sind besser vom Halten und Pressen des affizierten Körperteils. Seine Gemütssymptome zeigen einen cholerischen Charakter. Nebenbei erzählt er, daß ein Geschäftskontrakt, der ihm einige Sicherheit gegeben hätte, unerwarteterweise gekündigt wurde, und daß er nun in großer Sorge und ständig von Befürchtungen für seine Zukunft geplagt sei. Bryonia 200 in einzelner Dosis wurde verabreicht, gefolgt von Placebos.

Als er in 2 Wochen wiederkam, berichtete er, daß alle Beschwerden, einschließlich der Stuhlverstopfung, nach seinem Besuch über Nacht verschwunden wären. Auf die Frage, ob er sich noch immer Sorgen mache, und ob sich seine finanzielle Lage gebessert hätte, antwortete er: „Ich verstehe das selbst nicht. Meine Lage hat sich nicht gebessert, aber ich sorge mich nicht mehr. Ich denke, ich bin wirklich leichtsinnig geworden." Viel später sandte ich ihm eine Rechnung mit beträchtlich reduziertem Honorar, das zu zahlen er in der Lage war. Ich mußte ihm Erinnerungen an die unbezahlte Rechnung für 2 Jahre schicken, obwohl, wie ich hörte, seine Lage sich gebessert hatte. Schließlich zahlte er, kürzte dabei aus eigenem Ermessen das reduzierte Honorar und fügte einen Protest gegen die Mahnungen hinzu.

Dies ist der typische Bryonia-Fall: Cholerisches Temperament, voll scharfer Schmerzen, besorgt um seine wirtschaftliche Zukunft und Sicherheit, hält er fest an seinem Rücken, an seinem Bauch und an seiner Brieftasche.

Von Prüfungsbild und Klinik wenden wir uns nun zur Natur, um uns die Pflanze Bryonia alba, näher anzuschauen. Bryonia hat in vieler Hinsicht besondere Eigenschaften. Die Pflanze wächst an feuchten Plätzen, in der Nähe von Zäunen und Hecken und verankert sich mit einer sich verzweigenden mächtigen Wurzel, von großer Länge und Gewicht sicher im Boden. Die frische Wurzel, in ihrem sehr scharfen Safte von brechenerregendem Geruche das wirksame Prinzip, das Alkaloid Bryonicin und 2 Glykoside, Bryonin und Bryonidin enthaltend, wird für die Zubereitung der Arznei verwendet. Von dieser großen Wurzel schießen jedes Jahr (der griechische Name der Pflanze bedeutet hervorschießen) neue Stämme von außerordentlicher Länge aus, so eine erstaunliche biologische Wachstumsenergie, verborgen in der Wurzel, enthüllend. Die Stämme sind, wie die Wurzel, saftreich und die sehr zahlreichen Blätter mit Haaren besetzt. Die Funktion der Blatthaare ist, die Pflanze gegen zu starke Wasserverdunstung zu schützen. Dies ist wichtig wegen der großen Menge der Blätter, die viel Wasser brauchen und durch ihre große Gesamtoberfläche sehr dem Wasserverlust durch Verdunstung in Wärme ausgesetzt sind. Die Bevorzugung von feuchtem Grunde durch die Pflanze zeigt ihren großen biologischen Durst; dieser zeigt sich auch in der Tendenz der Pflanze, den Boden mit großer Energie zu drainieren und so auszutrocknen, um ihren eigenen Bedarf zu decken. Die wässrigen, sehr langen Stämme sind nicht fähig, die Pflanze aufrecht zu halten, und auch hier werden wir an die Wirkung der Bryonia auf den Körper erinnert, wo die aufrechte Haltung, der Versuch sich aufzusetzen, Ohnmacht, Übelkeit und allgemeine Symptomverschlechterung mit sich bringt, und wo die besonders affizierten Muskeln jene des Nackens und Rückens sind, die die aufrechte Haltung ermöglichen. Um eine günstige und stabile Position zu erreichen und zu sichern, entwickelt die Zaunrübe zahlreiche, spiralige Ranken, die eine Fertigkeit sich festzuhalten haben, die nur wenige Pflanzen, alle der gleichen Familie der Cucurbitaceen zugehörig, haben. Diese Ranken schießen vom Stamm aus und entwickeln an ihrem Ende Zellen, sehr empfindlich gegen Berührung, auch hier eine allgemeine charakteristische Bryonia-Modalität. Sobald diese Enden in Berührung mit einer rauhen Oberfläche kommen, winden sie sich einige Male um den gefundenen Gegenstand, um sich eines festen Haltes zu sichern. Um diesen Halt noch mehr zu sichern, werden dann 2 Spiralen mehr geformt, jede sich in der entgegengesetzten Richtung der andern krümmend, alle in Verbindung mit der elastischen, spiraligen Ranke, die aus dem Stamm schießt, eine bewundernswerte Konstruktion, ideal geeignet, um der Pflanze einen überaus festen Halt an ihrer Umgebung zu geben. Mit ihrer großen Wurzel sich fest im Boden verankernd, greift die Pflanze gewissermaßen mit Hunderten von Ranken nach anderen Stämmen oder Pfählen eines Zaunes von Pfahl zu Pfahl, um ihr Netz daran zu befestigen, überall sich haltend mit außerordentlicher Festigkeit, so daß sie nicht bewegt werden kann und befähigt wird, eine günstige Lage, wenn einmal erreicht, stabil und sicher zu gestalten.

Bryonia, ob angeschaut als Prüfungsbild, als Krankheitsprozeß, als Persönlichkeitstypus oder als Pflanze, überall ist der gemeinsame Nenner aller ihrer Erscheinungsformen ausgedrückt: Das Suchen nach Stabilität, nach Sicherheit.

Bryonia alba

Introductory remark

Since new ways of remedy presentation belong to the program of the I.H.R. we present here such an attempt, to be followed by other remedy pictures. In one of the next issues of the „Acta" a complete report about the activities of the I.H.R. will be published.

Here the attempt is made to conform with the principle of unity which underlies Homoeopathy, the single dosis of the single remedy prescribed for the totality of symptoms of a single case, by presenting a remedy as an integrated entity, reflecting the underlying unity and its essence.

Bryonia is not only one of the most thoroughly proved and reproved remedies of our materia medica, but also one of the most often used polychrests. While attempting to explain from the well-known symptomatology and from what we know about the plant the reason for its extraordinary importance, we shall try to gain a deeper insight into the inner life force of the White Bryony.

Each organism, whether human, animal or plant, has its characteristic rhythm and energy of action; the same holds true for pathological processes. Bryonia symptoms develop gradually and get worse steadily with a certain energy and persistency of action. Some days ahead of the actual outbreak of disease, prodromal symptoms are felt. In the course of the disease the patient feels at first worse in the morning, but as the disease progresses the patient develops a gradual aggravation of his complaints until the daily peak is reached late in the evening. The symptoms never change quickly but proceed slowly from organ to organ, from one part of the body to another. The principal organ in which the pathological process settles is reached gradually.

Aggravation from any movement and dryness of the mucous membranes are key symptoms of the remedy. Consequently, rest and everything which prevents movements, such as pressure, lying on the painful side, have an ameliorating effect. The Bryonia patient is worse in the morning, after waking and when rising, because he starts then to move. He is worse from eating, and since eating means chewing, swallowing, movements of the degestive tract, this modality also may be an expression of the all-pervading grand characteristic, „worse from any motion."

The general aggravation from external heat is explainable by its drying effect on the mucous membranes; besides, suppression of perspiration, when overheated, brings on many Bryonia symptoms. Hence the indication, „complaints from being suddenly chilled when overheated."

The dryness of the mucous membranes evokes the desire for large quantities of water, which can be taken only at great intervals, probably because of the decreased absorptive function of the dried-up mucous membranes.

The main field of action of Bryonia is logically the anatomical system which has to do with motion. Bryonia attacks selectively the mechanism which throughout the body suspends the organs and permits them at the same time to move, to glide inside their walls and against each other — the system of double sheaths, all built basically on the same anatomical pattern, such as meninges, pleura, peritoneum, synovia and bursae, tendon- and nervesheaths and the interstitial connective tissue. The toxicological effect of Bryonia leads through inflammation of these tissues to prevention of motion, ending in the attachment of the organs to their surrounding tissues through the formations of adhesions.

Irritation and inflammation of the serosa are usually marked by sharp, stabbing pains, which are the characteristic expression of pain of the Bryonia case.

The pathological process related to Bryonia is fibrinous inflammation. Here again we perceive the basic character of the drug, fibrinous inflammation being a kind of „dry" inflammation with little serum exsudation, leading to deposits of fibrin impeding motion and finally to adhesions which abolish motion altogether.

Prevention of movement, of the free flow of secretions and discharges underlies likewise the etiological factors which are known to provoke the mentioned pathological conditions: checking of perspiration, of the menstrual flow, of milk-secretion, of exanthemata. Anger and its suppression are known as etiological factors of syndromes calling for Bryonia. Suppressed resentment and hostility are now considered as of etiological importance in rheumatoid arthritis which often exhibits the typical Bryonia symptoms. The effect of anger and its repression, preventing bile flow, are well known. Bryonia has produced in animals bile stasis with subsequent degeneration of liver cells. Also, in the emotional sphere, a process of inhibition of the free flow, of the moving of emotions is indicative of the action of Bryonia.

If, provoked by any of the etiological factors mentioned above, an individual develops a pathological condition as described before in one part or the other of the general field of the Bryonia action, this individual will exhibit a characteristic behavior. The patient will more or less strenuously avoid motions of the affected part and, the more he is affected as a whole, any kind of motion. He holds on everywhere so secure a safe position, to find security from pain.

This general trend unfolds identically in the mental sphere. The patient does not want to be moved mentally either, when in distress. He resents being spoken to, and being obliged to answer; he wants to be left undisturbed; visitors are unwelcome. He is disinclined to do things; thinking becomes an effort, and in fevers a sluggish state of mind develops, slowing down and inhibiting the movement of thoughts. The need to be constantly on the watch not to move or to be moved brings about an irritable disposition. Actual disturbance provokes angry reactions. The Patient will resist and resent any attempt to change the position of rest which he seeks physically and mentally and which he will try to secure instinctively by all means.

It is the sphere of the subconscious which in attitudes, dreams and delirious states, repeating the basis pattern, reveals the clue to the various aspects of the Bryonia picture. We find here proving symptoms and clinically confirmed symptoms such as „Needless anxiety," „Apprehension about the future," „Great sense of insecurity with mental depression and apprehension of future," „Fear of poverty," „Dreams all night vividly of anxious and careful attention to his business," „In his dreams he is occupied with household affairs," „Delirious chattering of business to be done," „Irrational talk of his business," „Dream of being pursued and wanting to escape," „Imagines in the delirium that strangers are around, and wants to go home." In the picture language of the subconscious, we find here the fundamental character of Bryonia revealed: the instinctive search for security. When the person in the dream wants to escape, he seeks security; when he worries about the future and whether he will be able to make a living, he strives for security. Business and household affairs occupy the subconscious in dreams and delirium as expression of the ever-present anxious urge to secure the economic position, to secure stability; if the person in his delirium wants to go home, the home which means shelter, protection, then it is again another expression of this instinctive search for security. Everywhere in physical, mental, subconscious symptoms, the Bryonia personality exhibits the same basic pattern: it looks for a safe position, it wants to hold on to something, it strives persistently for a state of stability and rest, opposing any change of position, holding on to the painful part of the body, or to the position in bed, or the position in business, always concerned with the one thing which underlies all the various symptomatic expressions of Bryonia: the search for security.

The typical Bryonia personality as we meet it in daily life is not the artist or scientist or philosopher, the explorer of beauty and the unknown, who disregards the material basis of his existence to reach out into lofty heights. It is the business man, the insurance man, the stock broker, the man without much imagination, but with much calculation, a „dry fellow," sober, reliable, methodical, tenacious, weighing his steps, carefully driving into the ground stake after stake on which to fasten his web, concerned in everything he does with safety, stability, security. Whenever the safe basis is lacking, such a personality becomes irritable, angry, anxious, depressed, always on the lookout for something which promises a hold to provide stability and security. Bryonia corresponds to a widespread, fundamental attitude, to be found in any profession or walk of life, which is particularly characteristic of the type that we may call the „economic man." No wonder that it became one of the most frequently used polychrests of our materia medica.

1. A couple, old patients of mine, keep a set of homoeopathic medicines at home for acute ills, such as imminent colds. I advised the routine use of Aconite for a beginning cold. One day the husband told me: „You know, doctor, you advised us to take Aconite as the first remedy at the beginning of a cold, it always helped my wife, but has

always failed me. Once, I tried Bryonia, it helped right away, and since I am using it regularly and never develop a cold." His wife is a very lively person, reacting quickly and full of varied interests. He is a deliberate, sober, tenacious, hard-working investment broker. Experimenting, he found the drug belonging to his type.

One day I was urgently summoned to his house. I found him in a shaking chill, teeth chattering, complaining about intense sharp pain in the left lower abdomen, worse from the slightest motion. Temperature was high, the pulse near one hundred, the abdomen hard as a board with extreme tenderness in the lower left region. Since he suffered from diverticulitis, it was obvious that a perforation of an inflamed diverticulum was threatening, if it had not already taken place. I telephoned immediately for the surgeon and gave in the meantime a dose of Bryonia 200. Within a few minutes the chill stopped and after a short time the patient said: „Doctor, I feel so much better now." The surgeon arrived 15 minutes after I had called, found a changed situation and decided to wait. We waited, and in a few days, the patient was well on his way to complete recovery. An X-ray picture taken much later showed a walled off perforation.

2. A man, 48 years old, came to the office with the following complaints: In the morning upon rising, he experienced suddenly a stabbing pain at the nape of the neck, during the day he sometimes has pains in the lover left abdomen, better from pressure; he has been constipated for some time; besides, a chronic condition, he has a lumbago with sharp shooting pains on the right side of the lumbar region, much aggravated on coughing. The pains are all better from holding and pressing the affected part. His mental symptoms show a choleric character. He further reveals that he had a contract with a firm which promised some security but this contract was suddenly cancelled, and he is now greatly worried and constantly plagued by fears of the future. Bryonia 200., 1 dose. When he came in two weeks later, he told me that all his complaints had disappeared overnight. Asked whether he still worried and whether his business situation had changed for the better, he said: „No, doctor, it's just the same. I think I am very frivolous, but I can't help it, I do not worry any more." Later I sent him a bill at a considerably reduced rate, which he was in a position to pay. I had to send reminders for two years, although, as I heard, his financial situation had greatly improved. Finally, he paid, cutting down on one item, and adding a protest against the remainders.

This is the typical Bryonia case: Of choleric temperament, full of sharp pains, worried about his security, he holds on to his back, he holds on to his abdomen, he holds on to his pocketbook.

From proving, pathology and clinic we turn now to nature to study the plant, Bryonia alba. In many respects, Bryonia has outstanding features. It grows in wet places near fences and hedges and anchors, with a branched root which reaches the length of two feet and a weight of six pounds, securely in the ground. The fresh root-containing in its very acrid juice of nauseating odor the active material, an alkaloid, bryonicin, and two glycosides, bryonin and bryonidin — is used for the preparation of the remedy. From this big root new stems shoot out (the Greek name Bryonia means „shooting out") up to 13 feet in height, revealing an astonishing biological energy of growth hidden in the root. The stems, like the root, are succulent, the many leaves have hairs on their surface. The funciton of the hairs is to protect the plants against excessive evaporation. This is essential because of the great number of leaves which need much water and because of their extraordinarily great total surface which exposes the leaves to loss of water through evaporation. The preference of the plant for wet places shows its great biological thirst, also evidenced by its tendency to drain and to dry out its environment with great energy to serve its own needs.

The succulent long stems are not able to hold the plant erect; here we are reminded again of the Bryonia effect in the human body, where the erect position, the attempt to sit up, brings about faintness, nausea and general aggravation, and where the muscles particularly affected are those of the nape and of the lumbar region, which are the main support when assuming the upright position. In order to reach a favorable and stable position, Bryonia develops numerous spiral tendrils that have a firmness of grasp which only few other plants, all of the same family of the cucurbitaceae, possess. These tendrils shoot out from the stems, and develop on their ends cells very sensitive to touch; this also is a Bryonia characteristic as a remedy. As soon as these ends come in contact with a rough surface they coil around several times to secure a very firm hold. In order to make this hold still more secure and persistent, two more coils are formed, each one curving in the opposite direction of the neighboring coil, all of them in connection with the elastic, spiral-shaped tendril shooting forth from the stem — an admirable construction, ideally suited to supend the plant and to attach it to its surroundings. With its great root firmly anchored, the plant grasps persistently, so to speak, with hundreds of tendrils for other stems or the stakes of a fence, spreading its web of foliage from stem to stem, from stake to stake, holding on everywhere with extraordinary firmness, so that it cannot be moved and is able to retain a favorable position, once it is reached, stable and secure.

Bryonia, whether perceived as proving picture, or disease process, or as personality type, or as a plant, everywhere expresses the common denominator of all its form of appearance and symptoms, the search for stability, the search for security.

Bryonia alba

Note d'introduction

Puisque les nouvelles méthodes de descriptions de remèdes font partie du programme du Conseil International de Recherche homéopathique (Internationaler Homöopathischer Forschungsrat), une telle description est présentée ici qui sera suivie d'autres. Dans un des prochains numéros des „ACTA" un rapport sera publié donnant une vue d'ensemble de l'activité de ce conseil. Tout en suivant le principe de la totalité qui est à la base de l'homéopathie, l'article présent essaie de comparer l'unité du remède et de la dose administrés pour la totalité de chaque syndrome avec un tableau de remède intégré et insistant sur l'essentiel.

La Bryone est non seulement un des remèdes les plus minutieusement expérimentés et réexpérimentés de notre matière médicale: elle est encore un de nos polychrestes les plus usités. En raison de son extraordinaire importance, nous allons, tout en essayant d'expliquer la symptomatologie de cette plante, tenter d'envisager le plus profondément possible sa force énergétique.

Chaque organisme, qu'il soit humain animal ou végétal a son rythme et son énergie motrice caractéristiques. Il en est de même des processus pathologiques. Les symptômes de Bryone se développent et empirent progressivement avec une certaine énergie et une persistance d'action. Quelques jours avant que la maladie se déclare réellement, des symptômes précurseurs se font sentir. Dans le cours de la maladie, le patient se sent tout d'abord le moins bien le matin; mais à mesure que la maladie avance, les malaises augmentent graduellement jusqu'à ce que leur point culminant se fase sentir tard dans la soirée. Les symptômes ne changent jamais subitement: ils progressent lentement, attaquant organe après organe, allant d'une partie du corps à l'autre. L'organe principal dans lequel le processus pathologique s'établit est atteint graduellement.

L'aggravation de la douleur produite par chaque mouvement, et le desséchement des membranes muqueuses sont les symptômes-clés du remède. Par conséquent, le repos et tout ce qui peut paralyser le mouvement comme: comprimer la partie malade, se coucher sur le côté attaint, amène un soulagement. Le malade-type de Bryone se sent moins bien le matin (au réveil et au petit lever, parce que c'est alors qu'il commence à bouger). Il se sent également moins bien quand il mange; et comme l'action de manger nécessite le mouvement des mâchoires, du gosier et de tout le tube digestif, cela confirme encore la grande caractéristique dominante: aggravation de la douleur par le mouvement.

L'aggravation générale provenant de la chaleur extérieure s'explique par son effet desséchant sur les membranes muqueuses; si, de plus, le malade ne peut plus transpirer, lorsqu'il a trop chaud, on a affaire à un malade du type Bryone. De là l'indication: plaintes de frissons causés par un excès de chaleur.

Le desséchement des membranes muqueuses provoque le désir de boire de grandes quantités d'eau: mais celles-ci peuvent se prendre qu'à de grands intervalles, probablement à cause de la fonction absorbante diminuée des membranes muqueuses digestives.

Le champ d'action principal de Bryone est logiquement le système anatomique du mouvement. La Bryone agit de préférence sur le mécanisme qui, à travers le corps, permet aux organes du bouger, de glisser dans leurs parois et les uns contre les autres: le système des doubles gaines, les méninges, la plèvre, le péritoine, la synovie et les bourses, les gaines des tendons et des nerfs. Jusqu'à un certain point, les muscles sont également affectés, révélant à l'expérience d'Hinsdale une enflure diffuse, un oedème des fibres musculaires. La plupart du temps, cependant, ce sont les tissus séreux ou à fonction équivalente permettant aux organes de se mouvoir, qui forment le champ d'action de Bryone.

Le second point caractéristique, le desséchement excessif, indique un autre champ d'action de Bryone: les membranes muqueuses. L'irritation et l'inflammation des membranes séreuses et muqueuses sont généralement annoncées par des lancinations aiguës. Ces douleurs sont la caractéristique de la maladie du type Bryone.

Le processus pathologique relatif à Bryone est l'inflammation fibrineuse. Ici, de nouveau, nous voyons la propriété essentielle du médicament: l'inflammation fibrineuse, sorte d'inflammation sèche avec peu d'exsudation séreuse, conduisant à des dépôts de fibrine gênant les mouvements et, finalement, à des adhérences qui les paralysent complètement.

L'impossibilité du mouvement et du libre flux des secrétions et des décharges est à la base des facteurs étiologiques dont on sait qu'ils provoquent les symptômes suivants: suppression de la transpiration, du flux menstruel, de la lactation et des exanthèmes.

La colère et sa répression sont connues pour des facteurs étiologiques des syndromes de Bryone. La répression du ressentiment et de la haine est considérée comme d'importance étiologique dans l'arthrite rhumatismale qui montre souvent les symptômes typiques de Bryone. L'effet de la colère et de sa répression est bien connu sur l'écoulement de la bile. Bryone a produit chez des animaux de la stase biliaire avec, pour conséquence, une dégénérescence des cellules hépatiques. De même, dans le domaine, psychologique, un processus d'inhibition sur l'écoulement libre et sur le „mouvement" des émotions montre la nécessité d'un traitement par Bryone.

Si un malade est dans une des conditions pathologiques que je viens de décrire, il aura un comportement particulier: Le patient évitera avec plus ou moins de bouger les parties malades. Et, s'il souffre de tout le corps, il évitera alors tout mouvement. Il cherchera partout un soutien qui lui assure une position stable afin de se préserver de la douleur.

Cette tendance générale s'avère identique dans la sphère mentale. Le patient ne désire pas être dérangé dans ses idées quand il est déprimé. Il ne peut souffrir qu'on lui parle et qu'il soit obligé de répondre; il désire qu'on le laisse tranquille. Les visites sont malvenues. Il se désintéresse des choses; penser devient un effort. Dans la fièvre, se développe un état d'esprit indolent ralentissant et empêchant tout mouvement de la pensée. Ce besoin d'être constamment sur la défensive afin de ne pas se mouvoir et de n'être pas dérangé provoque une irritabilité. Cette irritabilité amène des réactions de colère. Le malade refusera et prendra mal chaque tentative de changer sa position de repos qu'il veut maintenir au physique comme au moral et qu'il cherchera à s'assurer par tous les moyens.

C'est la sphère du subconscient qui, par les attitudes, les rêves et les états de délire revenant toujours sur le même sujet, nous révèle le point commun à tous les aspects différents des maladies à traiter par Bryone. Nous trouvons ici des symptômes connus, confirmés cliniquement, tels que l'anxiété sans fondement, l'appréhension de l'avenir, un grand sentiment d'insécurité avec dépression mentale et crainte de l'avenir, crainte de la misère, cauchemars répétés où la patient se voit donner une attention intense et anxieuse à ses affaires. Dans son rêve il est occupé par ses affaires domestiques; un délire pendant lequel il donne des ordres, babil irrationnel sur ses affaires, rêves où il est poursuivi et cherche à s'échapper; il s'imagine, dans son délire, qu'il est entouré d'étrangers et il veut rentrer chez lui. Dans le langage imagé du subconscient nous trouvons le caractère fondamental de la Bryonia: la recherche instinctive de la sécurité. Quand dans son rêve,

102

l'individu cherche à s'échapper, il recherche la sécurité. Quand il se soucie de l'avenir et de la manière dont il pourra l'assurer, il se débat pour sa sécurité. Les affaires financières et domestiques hantent son subconscient dans ses rêves et son délire, exprimant un besoin anxieux et continuel de s'assurer une position économique, une stabilité inviolable : si, dans son rêve, une personne tente d'aller à la maison — la maison qui signifie l'abri, la protection — c'est une autre expression de cette recherche instinctive de la sécurité. Partout, soit par des symptômes physiques, mentant ou subconscients, l'individu Bryonia révèle le même indice fondamental : il recherche une position assurée, il désire s'appuyer sur quelque chose, il tend de façon constante à un état de stabilité et de repos, résistant à tout changement de position, comprimant la partie douloureuse de son corps maintenant sa position dans son lit ou sa position dans ses affaires, toujours obsédé par la seule préoccupation qui est à la base des différentes expressions symptomatiques de Bryone : la recherche de la sécurité.

L'individu du type Bryone, tel que nous le rencontrons dans le vie de tous les jours, n'est ni l'artiste, ni l'homme de science, ni le philosophe, ni celui qui recherche la beauté ou l'inconnu, qui dédaigne le côté matériel de l'existence pour atteindre le sublime. C'est l'homme d'affaires, l'agent d'assurances, l'agent d'affaires, l'homme sans beaucoup d'imagination mais qui calcule, le type sec, sobre, exact, méthodique, tenace, mesurant ses pas, posant dans le sol piquet après piquet pour fixer sa tente, considérant tout ce qu'il fait avec sûreté, stabilité et sécurité. Toutes les fois que cette base solide se met à trembler un tel individu devient irritable, anxieux, abattu, toujours aux aguets de quelque chose qui lui permette de retrouver sa stabilité et sa sécurité.

Le type Bryonia se rencontre très fréquemment dans toutes les professions et dans toutes les sphères de la société, mais plus particulièrement chez l'individu que nous appelons : l'homme économique. Il n'est donc pas surprenant que Bryonia soit devenu un des polychrestes les plus fréquemment employés dans notre matière médicale. La pratique journalière nous fournit d'amples exemples de ses effets curatifs. Deux exemples typiques suffiront à l'illustrer :

1. Un couple, mes patients de longue date, possède une trousse de médicaments homœopathiques pour les cas de maladies familiales, un rhume imminent, par exemple. J'avais conseillé l'emploi habituel de l'aconit pour un rhume à ses débuts.

Un jour, le mari me dit : „Vous savez, docteur, vous nous avez prescrit l'aconit pour couper un rhume. Cela a toujours réussi à ma femme, mais pas à moi. Un jour j'ai essayé de prendre de la Bryone, cela me soulagea tout de suite et depuis, je l'emploie régulièrement et n'attrape plus de rhume." Sa femme est une personne pleine de vitalité, aux réactions promptes et aux intérêts variés. Lui est un agent d'affaires très travailleur, réfléchi, sobre et tenace. Par l'expérience il a trouvé le médicament correspondant à son type.

Un jour, je fus appelé d'urgence auprès de lui; je le trouvai frissonnant, claquant des dents, se plaignant de douleurs aiguës intenses dans la partie gauche du bas-ventre, douleurs qui s'intensifiaient au moindre mouvement. La température était élevée, le pouls à près de cent, l'abdomen dur comme du bois et d'une sensibilité extrême dans sa partie inférieure gauche. Comme il souffrait d'une diverticulité, il était possible que la perforation d'un diverticule enflammé soit imminente. J'appelai immédiatement un confrère chirurgien et, en attendant administrai au malade une dose de Bryone 200. Au bout de quelques minutes, les frissons s'arrêtèrent, et peu après le patient me dit: „Docteur, je me sens tellement mieux maintenant." Le chirurgien arriva quinze minutes après mon appel et, trouvant la situation changée, décida d'attendre. Nous attendîmes et quelques jours plus tard le patient entrait en pleine convalescence.

2. Un homme de 48 ans vint un jour à ma consultation: il ressentait, le matin, au lever, un élancement aigu dans la nuque. Pendant la journée, il souffrait parfois de douleurs dans la partie gauche du bas-ventre, douleurs qui s'atténuaient à la pression. Il était constipé depuis quelque temps. En outre, il avait un lumbago chronique avec, dans la région lombaire droite, des douleurs aiguës que la toux aggravait. Ces douleurs s'atténuaient également sous une pression. Les symptômes mentaux démontraient un caractère colérique. En outre, il me raconta qu'il avait conclu un contrat avec une firme, ceci lui promettait la sécurité, mais ce contrat avait été subitement dénoncé. Il en était grandement accablé et se torturait constamment par la crainte de l'avenir. Je lui donnai une dose de Bryone 200. Lorsqu'il revint me voir au bout de deux semaines, il me dit que tous ses malaises avaient disparu pendant la nuit. Comme je lui demandais s'il se tracassait toujours et si sa situation s'était améliorée, il me répondit: „Non, docteur, tout est au même point. Je me fais l'effet d'être très superficiel, mais je n'y peux rien, je ne me fais plus de soucis." Plus tard, je lui envoyai ma note d'honoraires, considérablement réduite et qu'il était en mesure de payer. Je dus envoyer des rappels pendant deux ans, bien que, je l'avais appris, sa situation financière se soit rétablie. Finalement, il paya en supprimant un des postes et en ajoutant une réclamation concernant mes rappels.

Voici le cas typique d'un individu qui doit être soigné par la Bryonia: homme d'un tempérament colérique, souffrant de douleurs aiguës, tourmenté au sujet de sa sécurité. Il se tient le dos, il se tient le ventre, il tient son portefeuille.

Quittons le côté expérimental et clinique de la question pour aborder l'aspect botanique de la Bryonia alba. A plusieurs points de vue, la Bryonia alba a des caractères particuliers. Elle croit en terrain humide, près de clôtures et des haies, ses racines ramifiées solidement ancrées dans le sol. Sa racine fraîche contient dans son suc très âcre et d'odeur nauséabonde, matière active (un alcaloïde: la bryonicine, et deux glycosides: la bryonine et la bryonidine) employée pour la préparation de remède. De cette grande racine croissent chaque année de très longues pousses (le nom grec signifie: pousser hors de) révélant une étonnante énergie biologique de croissance.

Les tiges, tout comme les racines, sont juteuses, et les feuilles nombreuses sont recouvertes de poils. La fonction de ces poils est de protéger les plantes d'une trop grande évaporation. Ceci est essentiel à la fois à cause du grand nombre de feuilles qui demandent beaucoup d'eau et à cause de leur grande surface totale qui les expose à une perte d'eau par évaporation. La préférence de la plante pour les terrains humides démontre sa grande soif biologique, évidente aussi par sa tendance à draîner et à assécher énergiquement le sol ambiant pour subvenir à ses propres besoins. Les longues tiges riches en sucs ne sont pas capables de maintenir la plante droite et ceci nous ramène de nouveau aux effets de la Bryonia sur le corps humain, alors que la position verticale, les tentatives de s'asseoir provoquent des faiblesses, des nausés et une aggravation générale des malaises et où les muscles les plus profondément atteints sont ceux de la nuque et des régions lombaires, qui sont le support principal assurant la position verticale. Afin d'atteindre une position favorable et stable, la Bryone développe de nombreuses vrilles qui ont une faculté de prise que ne possèdent que peu d'autres plantes, toutes de la famille des cucurbitacées. Ces vrilles poussent des tiges et à leur extrémité se forment des cellules très sensibles au toucher — ce qui est également une caractéristique de Bryonia en tant que remède. Aussitôt que ces extrémités entrent en contact avec une rugosité, alles s'y enroulent plusieurs fois afin de s'assurer une prise solide. Pour rendre cette prise plus sûre et plus persistante, il se forme encore deux boucles supplémentaires, chacune s'enroulant dans le sens opposé à celui de la boucle précédente. Toutes sont reliées à la vrille élastique issue de la tige: une admirable construction idéalement conçue pour donner à la plante une prise stable sur ce qui l'environne. Avec ses grandes racines fermement ancrées dans le sol, la plante cherche constamment à s'agripper, pour ainsi dire, par des centaines de vrilles à d'autres tiges, aux piquets d'une barrière, étendant sa tente de feuillage de tige à tige, de piquet à piquet, s'agrippant à tout avec une extraordinaire fermeté de façon à ne pas pouvoir être déplacée et à être apte à maintenir la position favorable, stable et sûre qu'elle a atteinte.

La Bryonia, qu'elle soit considérée au point de vue expérimental, ou comme processus de la maladie, ou comme „type d'individu", ou comme plante, exprime partout un facteur commun de tous ses aspects et ses symptômes: la recherche de la stabilité, la recherche de sécurité.

Bryonia alba

Observacion de introducion

Ya que la nueva sintomatologia de este medicamento pertenece al programa del I.H.F., les presentamos esta como el comienzo de una serie. En uno de los próximos números de „Acta" aperecerá un informe general acerca de las actividales del I.H.F.

Aquí se hará el intento, siguiendo el principio de la totalidad, que es la base de la Homeopatía, de comparar la unidad del medicamento y de la dosis, suministrada para la totalidad de cada cuadro clínico individual, con un cuadro que ourge en lo esencial del medicamento, integrado en unidades.

Bryonia alba no es unicamente uno de los más efectivos, sino también uno de los más utilizados Polychrestos de la farmacología. Con la finalidad de explicar la razón de su extraordinaria utilidad, en base a la conocida sintomatología y a nuestro conocimiento general acerca de la planta, al mismo tiempo trataremos de ganar una visión más profunda de las fuerzas intrínsecas de esta brionia (nueza blanca) salvaje.

Cada organismo, tanto humano como animal o vegetal, tiene su propio ritmo característico y su especial energía de reacción; esto es igualmente válido para los procesos patológicos. Los síntomas que produce la Bryonia se desarrollan paulatinamente y se acentúan con una cierta energía y tenacidad. Algunos días antes de que la enfermedad se manifiesta reconociblemente, podemos notar algunos síntomas prodrómicos. En el desarrollo de la enfermedad aguda, el paciente se siente peor en horas de la mañana, pero al progresar la enfermedad el paciente desarrolla un agravamiento de los síntomas, hasta alcanzar el mayor grado de malestar en horas de la noche. Los síntomas no varían rápidamente, sino que avanzan lentamente de órgano a órgano. Así por ejemplo una gripe sube por la naríz a las vías respiratorias, y alcanza luego los bronquios y el pulmón mismo.

Empeoramiento por cada movimiento y sequedad de las mucosas son síntomas claves del medicamento. Por lo tanto el paciente estará mejor en reposo. Empeora al comer, ya que comer, tragar, masticar significa poner en movimiento el tracto digestivo.

Empeoramiento general causado por altas temperaturas externas, es explicable debido al efecto deshidratante del calor sobre las mucosas; además a menudo se dan los síntomas de Bryonia en climas cálidos, cuando la segregación de sudor está suprimida.

La zona principal de la acción de la Bryonia es lógicamente el sistema anatómico. Bryonia ataca reactivamente el mecanismo que permite el movimiento de los órganos dentro de la cavidad corpórea, el sistema de las dobles membranas, todos construídos sobre el mismo modelo: pleura, peritoneo, serosa y bolsa, neurilemas y vainas tendinosas. Hasta cierto grado también los músculos están afectados y muestran en los experimentos de Hinsdale edema e hinchazón de las fibrillas musculares. Esencialmente son las Serosas y los tejidos funcionales correspondientes que permiten el movimiento de los órganos, la principal zona de acción de la Bryonia.

El otro punto de ataque de la Bryonia son las mucosas.

El proceso patológico correspondiente a la Bryonia, es la inflamación fibrinosa. Expresión básica del medicamento, ya que esta es una especie de inflamación „Seca" con poca exudación de serosidades que lleva a la precipitación de Fibrina, la cual obstruye el movimiento de la Serosa, y finalmente despierta Adhesiones (adherencias) y con ello impide cualquier movimiento.

Este impedimento del libre flujo de secreción también es el motivo de los factores etiológicos que despiertan los estados patológicos anteriormente mencionados: opresión de sudor, del flujo semanal, de Loquios y Exantemas. Resentimiento y disgustos reprimidos adquieren importancia básica para el surgimiento de la artritis reumática, la cual señala síntomas típicos de Bryonia. La acción reprimidora sobre el flujo biliar cuando el paciente está disgustado, es conocida.

Si se produce un estado patológico en el paciente por alguno de los mencionados factores, el individuo mostrará un comportamiento característico. Tratará de evitar cualquier movimiento y se agarrará de manera de asegurarse una postura que no le produzca dolores.

Esta tendencia se manifiesta identicamente en el campo anímico-mental.

El paciente rechaza cualquier movimiento espiritual, conversación o visitas le son desagradables. Desgano y flojera de pensamiento al tener fiebre. Cualquier molestia le producirá disgusto, y buscará instintivamente la seguridad de su tranquilidad.

Es una esfera del inconsciente la que nos da la clave para los variados aspectos de los síntomas de la Bryonia, en postura, sueños, estados de delirio el paciente expresa su actitud y sensación de miedo a la pobreza, al futoro. Inseguridad en los negocios, sueños de persecución etc.

La personalidad típica Bryonia es el hombre de cálculo, metódico, objetivo, perseverante, de confianza. Siempre que la seguridad o estabilidad falla, la persona se pone deprimida, agresiva, brava, llena de miedo. Por eso no es de extrañar que Bryonia es uno de los medicamentos más utilizados en nuestra farmacología.

Dos casos típicos ilustrarán el efecto curativo del mencionado medicamento:

1. — Un matrimonio tiene medicamentos en casa, para enfermedades como fiebre gripal. La esposa toma Aconito y surte muy buen efecto, en el esposo solo Bryonia logra mejorarlo. Un dia fuí llamado de urgencia para verlo. Tenía escalofríos intensos, se quejaba de agudos dolores en el hígado. Su temperatura era alta, el pulso cercano a 100, el estómago tenso con grandes dolores en la parte inferior izquierda. Ya que sufría de diverticulitis, parecía claro que se trataba de infección del divertículo con signos de peligro. Al llamar al cirujano, le dí una dosis de Bryonia 200. En cuestión de minutos los escalofríos cesaron y en corto tiempo el paciente dijo que se sentía mucho mejor. El paciente se recuperó en pocos días.

2. — Un hombre de 48 años vino a mi consultorio con las siguientes quejas: Al levantarse sentía un agudo dolor en la nuca. Durante el día dolores en la región sigmoidea, constipado hace algún tiempo. Además sufría de ciática en la región lumbar derecha, con dolores punzantes sobre todo al toser. Sus síntomas mentales muestran un carácter colérico. Luego me contó que sorpresivamente le habían cancelado un contrato que le hubiera brindado seguridad, y que se hallaba en contínua preocupación por el futuro. Le fué suministrada una dosis de Bryonia 200, y luego Placebo. Al regresar después de dos semanas, todas sus dolencias habían desaparecido. También su angustia y preocupación por los negocios. Su posición económica había mejorado considerablemente.

Desde la clínica nos dirigimos ahora hacia la naturaleza, para observar de cerca la planta Bryonia alba, que tiene muchos tópicos característicos. La planta crece en lugares húmedos, cerca de setos y vallas; se aferra con sus poderosas y enredadas raíces en el suelo. La raíz fresca se utiliza para la preparación de medicamentos. Su savia con olor nauseabundo contiene como principio activo el alcaloide Bryomicin y dos glucósidos, Bryonin y Bryonidin. Esta raíz echa tallos de extraordinaria longitud, y descubre la sorprendente energía de crecimiento que posee la raíz. Los troncos, al igual que las raíces, llenos de savia, con muchas hojas vellosas, cuya función es evitar la evaporación del agua. Todo esto muestra la gran sed biológica que tiene la planta. Los aguados largos troncos no son capaces de mantener la planta erecta, aquí también se nos recuerda la acción de la Bryonia, sobre el organismo, en donde la postura erecta, el intento de levantarse trae consigo malestar, desmayo y empeoramiento de los síntomas generales. Los músculos especialmente afectados son los del cuello y la espalda. Para alcanzar uno posición estable y propicia, la brionia desarrolla múltiples zarcillos espirales, que muestran una gran destreza en aferrarse.

Estas trepadoras salen del tronco, y desarrollan al final células, que son muy sensibles a cualquier leve toque. Esta también es una característica de la modalidad Bryonia. Al entrar estos finales en contacto con una superficie áspera, se enrollan varias veces por el objeto, encontrando un lugar de suspensión. Para afirmarse aún más, se forman dos espirales adyacentes, en direcciónes opuestas, todas en comunicación con la elástica espiral que sale del tronco, una construcción digna de admiración, idealmente dispuesta para darle a la planta un sostén seguro. Con su gran raíz se aferra al suelo.

Bryonia alba como cuadro de exámen, proceso de enfermedad, tipo de personalidad o planta, en todos sus aspectos tiene un denominador común: La búsqueda de seguridad.

Apis mellifica

Die Darstellung will ein durch die 3 Ebenen der Existenz hindurch integrierendes Arzneimittelbild geben: auf der materiellen im physikalisch-chemischen Prozeß, auf der biologischen Ebene in den physiologisch-pathologischen Vorgängen und auf der geistigen Ebene der Dynamis, wie sie sich durch die „vis formativa" und deren Schauung offenbart.

Apis wurde als Heilmittel durch Konstantin Hering eingeführt. Vorher war es nur als Volksheilmittel in Form von Teeabguß gegen Wassersucht, Harnverhaltung und für Abtreibungszwecke in Gebrauch. Ausgangspunkt für die homöopathische Arzneimittelzubereitung ist die ganze Biene.

Arzneimittelprüfung und therapeutischer Gebrauch von Apis stellen die Wechselwirkung zwischen den Lebenskräften der Biene und denen des Menschen dar.

Der wesentliche, aktive Teil des Mittels ist das Bienengift, eine hochkomplexe chemische Substanz, die zwei hämolysierende Agentien, ähnlich wie bei den Schlangengiften vorhandenen, enthält, ferner Histamin, das wahrscheinlich bei dem Schockeffekt nach schweren Stichen eine Rolle spielt. Schließlich finden sich im Bienengift geringe Mengen von Ameisensäure und einige noch nicht völlig identifizierte Proteinsubstanzen. Die letzteren können in mehrere Fraktionen zerlegt werden. Fraktion I erzeugt bei örtlicher Anwendung Schmerz und Entzündung, Hämolyse, Koagulation von Fibrinogen und eine Zunahme der Permeabilität der Hauptkapillaren. Diese Fraktion erniedrigt auch die Oberflächenspannung und das Membranpotential, vermindert so den osmotischen Druck und erleichtert die Diffusion, so daß Flüssigkeit leicht in einen gegebenen Raum eintreten kann. Wir finden schon hier auf der biochemischen und biophysikalischen Ebene den Schlüssel zu dem, was als Zentralwirkung von Apis als Droge zu betrachten ist, zu dem *Ödem*. Das Ödem ist der Schlüssel für das Verständnis von Apis, und mit Hilfe der Pathologie des Ödems können wir die meisten Symptome und Modalitäten von Apis interpretieren.

Wenn eine Biene sticht, ist Ödembildung die erste Wirkung, kenntlich durch Schwellung. Diese ist begleitet von stechenden und brennenden Schmerzen, und dies ist der allgemeine spezifische Schmerzausdruck im *Apis-Bild*. Die Haut über der Schwellung wird sehr sensitiv für Berührung, und die Verschlechterung von Berührung erweist sich wieder als allgemeine Modalität im Arzneimittelgebilde von Apis. Die andere typische Sensation im Arzneimittelbild von Apis ist ein Gefühl der Vergrößerung bis zum Empfinden des Berstens und ein Zerschlagenheitsgefühl von gleicher Stärke wie bei Arnica, manchmal auch ein Gefühl der Konstriktion. Auch diese für das *Apis-Bild* charakteristischen Empfindungen erscheinen als natürliche Folge von Ödem, das den befallenen Körperteil zunächst vergrößert. Das Zerschlagenheitsgefühl kann als Folge des Druckes durch das Ödem auf die sensitiven Nerven des umliegenden Gebietes betrachtet werden, ein Druck, der im Effekt dem ähnlich ist, der durch Blut- und Serumextravasat bei einer stumpfen Verletzung auftritt, wie bei Arnica. Das Konstriktionsgefühl mag teilweise durch die vom Ödem verengerten Passagen verursacht sein, zum Teil aber auch durch Erregung von Muskelkonstriktoren wie sie unter dem Einfluß von Bienengift auf den isolierten Froschmuskel oder auf das Ileum beim Meerschweinchen gefunden wurde.

Das erste, was man instinktiv bei einem Bienenstich tut, ist die Anwendung einer kalten Kompresse. In gleicher Weise bessert Kälte alle Erscheinungen im *Apis-Bild* und Zustände, bei denen seine Anwendung indiziert ist. Diese führende Modalität von Apis erscheint ebenfalls als natürliche Folge von Ödem. Jede Kälteanwendung reduziert Ödem durch Erschwerung der Flüssigkeitsdiffusion und Verminderung der Durchlässigkeit der Kapillaren. Bienengift erleichtert in spezifischer Weise die Diffusion von intracellulärer Flüssigkeit und erhöht die Permeabilität der Kapillaren, was zur Ödembildung führt. So muß Kälte alle Symptome und Sensationen, die durch das Ödem hervorgerufen werden, bessern. Außerdem ist es bekannt, daß Kälte die Virulenz des Bienengiftes vermindert und Hitze dessen Effekt erhöht. Bekanntlich sind Bienenstiche an heißen Tagen gefährlicher als an kühlen, ebenso in den Tropen mehr als im kühleren Klima.

Niederlegen verstärkt die meisten *Apis-Symptome*, während Bewegung die Tendenz hat, sie zu bessern. Das Niederlegen verlangsamt die Zirkulation und verzögert dadurch die Ödemresorption. Bewegung hat den gegenteiligen Effekt. Die Zeitverschlimmerung von Apis nach dem

Schlaf und gegen 15 bis 17 Uhr mag mit der geringen vitalen Aktivität zu diesen Zeiten und entsprechend langsamerer Resorptionstätigkeit zusammenhängen. Die so charakteristische Durstlosigkeit im Symptomenbild von Apis, sogar im Fieber, mag auch auf das Ödem zurückgeführt werden, da der *Apis-Patient* Flüssigkeit im Körper zurückhält und der Durstreflex inhibiert ist, um den Organismus vor weiterer Flüssigkeitseinnahme zu schützen. Nur während des Froststadiums kann Durst vorhanden sein, in den vorentzündlichen Stadien also, bevor sich das entzündliche Ödem entwickelt.

Wenn Bienengift durch die Zirkulation im Körper absorbiert wird, entwickelt sich das Ödem an den inneren Organen mit Vorliebe in lockeren Geweben. In lockeren Geweben wie auch in der äußeren Umgebung des Auges, am weichen Gaumen, an den Falten um Pharynx und Larynx wird das Gift besonders leicht resorbiert.

Einige Bestandteile des Bienengiftes haben einen den Cantharidin verwandten Effekt, der sich besonders auf die Genitalorgane, Niere und Blase richtet. Schließlich fand man nach intravenösen Injektionen von Bienengift eine erhöhte Adrenalin-Ausschüttung. Das könnte manche akuten Wirkungen von Apis erklären, die von plötzlicher Erschöpfung mit Zittern und Kollaps gefolgt sind.

Schwere Allgemeinerscheinungen erfolgen oft, wenn das Bienengift durch ein Blutgefäß unmittelbar in den Körper eindringt oder wenn ein Individuum dem Gifte gegenüber besonders empfindlich ist. Schweres Hautjucken, Urticaria, erysipelartige Entzündungen, allgemeines Ödem, Bauchkrämpfe und Durchfall (bei einem Prüfer mit dem Gefühl des offen stehenden Afters), Zittern, große Schwäche, schwere Dyspnoe, Konvulsionen, Koma und manchmal sogar ein letaler Ausgang können die Folgen sein. Solche lebensbedrohlichen Erscheinungen rufen dann logischerweise die für Apis charakteristische Rastlosigkeit, Angst und das Gefühl des bevorstehenden Todes hervor. Die intensive Dyspnoe, außer zentralen Ursprungs oft durch ein Ödem des Larynx und der Bronchialwege bedingt, erzeugt das Symptom „als ob jeder Atemzug der letzte wäre".

Autopsien bei einigen letal verlaufenen Fällen zeigten allgemein inneres Ödem, Kongestion aller Schleimhäute, Hyperämie der inneren Organe mit Blutungen, einmal Hydrozele und bei einem Kind akuten Hydrozephalus mit serumgefüllten Hirnventrikeln.

Zu den vielen pathologischen Erscheinungen, bei denen, wenn die charakteristischen Symptome und Modalitäten vorhanden sind, Apis indiziert sein kann, gehören so verschiedenartige Zustände wie Meningitis mit akutem Hydrozephalus, exsudative Pleuritis und Perikarditis, Peritonitis, alle verbunden mit entzündlichem Ödem, Hydrops der entsprechenden Körperhöhlen, ferner exsudative Entzündungen der Gelenkräume, Hydrozele, Ovarial- und andere Zysten, Nephritis mit Ödem, drohende Fehlgeburten.

Durch alle diese scheinbar so verschiedenartigen Zustände jedoch entdecken wir das eine gemeinsame Feld der Wirkung von Apis. Es ist das Gebiet der Körperhöhlen des Organismus: die Hirnventrikel, die Brusthöhle, der pericardiale Raum, die Bauchhöhle, die Synovialräume der Gelenke, der Hohlraum um den Hoden, die Amnionhöhle im Falle einer Fehlgeburt, Ovarial- und andere Zysten, die pathologische mit Serum gefüllte Hohlräume darstellen, und schließlich das ganze Netzwerk der intracellulären Räume, zahlloser mikroskopischer Hohlräume, durch den ganzen Körper verbreitet und im Falle von generalisiertem Ödem mit Flüssigkeit erfüllt wie bei Nephritis.

Wenn sich die normale Serummenge in irgendeiner dieser Körperhöhlen vermehrt, entsteht ein einfaches oder entzündliches Ödem in Form des Hydrops. Findet dieser Vorgang im System der intracellulären Räume statt, entsteht ein allgemeines Ödem.

Eine Arzneimittelprüfung konstituiert, wie eingangs festgestellt, eine Wechselwirkung zwischen zwei unabhängigen Kraftsystemen. Die Lebensenergie der Biene, im Bienengift konzentriert, tritt in Wechselwirkung mit dem ihr entsprechenden biologischen Felde im menschlichen Körper. Der gleiche Vorgang findet im therapeutischen Versuch statt.

Wenn wir die Biene rein phänomenologisch betrachten, so sehen wir vor uns ein rastloses Lebewesen, rasch von Ort zu Ort fliegend, sich niemals lange bei einer Blume aufhaltend. Sie wird ärgerlich, wenn sie bei der Arbeit gestört wird. Zu anderen Zeiten, wenn sie nicht arbeitet, erscheint sie apathisch, und während des Winters fällt sie in einen komatösen Schlaf. Die Biene ist sehr empfindlich gegen Überhitzung und gebraucht ein ingeniöses System zur Kühlung. Der Schwarm trägt viele Wassertropfen zum Dach des Stockes. Eine Gruppe von Arbeiterbienen

112

bringt ununterbrochen durch Fächeln mit den Flügeln das Wasser zum Verdunsten, um die Luft im Stock, wenn sie warm wird, abzukühlen.

Im Arzneimittelbild von Apis finden wir als Gemütssymptom die Neigung, die Beschäftigung zu wechseln, Rastlosigkeit, mit nichts sich lange aufhaltend. Dies sind Prüfungssymptome. Wie die Biene, voller Ärger und scheinbar unzufrieden, wenn gestört, benimmt sich auch der Prüfer unter der *Apis-Wirkung*. Als durch das ganze *Apis-Bild* gehende Modalität haben wir Abneigung gegen Überhitzung und Besserung durch Kälte, wie es der Biene eigentümlich ist. Bei der Freudlosigkeit — bis zu Tränen im Prüfbild — da könnte man fast an das „freudlose Leben" der geschlechtslosen Arbeiterbiene denken, die nichts anderes als Arbeit kennt. Eine klinische Indikation und als solche bewährt sind „Folgen von Unterdrückung des Geschlechtstriebes". Die Eifersucht — dies ein klinisches, jedoch ebenfalls bewährtes Symptom — läßt einen an die Eifersucht der Königin denken, die keine Rivalin duldet und im tödlichen Duell mit der Mitbewerberin diese tötet oder getötet wird, ja sogar alle Larven der Rivalin werden systematisch zerstört. Die Träume von Prüfern handeln vom Fliegen, vom Ausprobieren eines Flugapparates, vom Reisen von Platz zu Platz, von Luftsprüngen und außerdem von Geschäftstätigkeit und von Mühe und Arbeit. Es ist, als entfalte sich das Leben der Biene in den Tiefen des Unbewußten im Schlafe.

Während allein die Königin für die Fortpflanzung sorgt und gewissermaßen nichts anderes als ein großer Eierstock ist, der bis zu 2000 Eier täglich produziert, und ihre ganze formative Kraft gewissermaßen in diese eine Tätigkeit aufgeht, erschöpft sich die formbildende Energie der übrigen Bienen im Bauen von Waben, einer ungeheuren Ansammlung von Zellen oder Höhlen, mit Flüssigkeit gefüllt.

Blicken wir auf das Aktionsfeld von Apis in Toxikologie, Arzneimittelprüfung und als Heilmittel zurück, erkennen wir es als das große Körperhöhlensystem, alle verschiedenen Hohlräume umfassend — auch pathologische, mit Flüssigkeit gefüllte Hohlräume, wie Zysten — und schließlich das weite Netzwerk von Hohlräumen, das die interstitiellen oder intracellulären Räume ausmacht, durch den ganzen Körper wabenförmig verbreitet. (Ein Gewebsschnitt durch ödematöses Gewebe zeigt ein Netzwerk zahlloser, mit Flüssigkeit gefüllter, winziger Hohlräume wie das Wabenwerk einer Biene.)

Die ähnlichen formativen Kräfte der beiden Lebenssysteme von Biene und Mensch ziehen sich gegenseitig an, so wie Simile und Simile sich anziehen. Sie begegnen einander im gemeinsam formativen Kraftfeld.

Die Regulierung der gestörten Flüssigkeitsverteilung — sich in Ödem und Zystenbildung zeigend — innerhalb des makroskopischen und mikroskopischen Körperhöhlensystems, vom Hirnventrikel bis zu den Interzellularräumen, von den ödematösen Intrazellularräumen bis zur pathologischen Zyste — dies erscheint als therapeutische Funktion der Vis formativa von Apis mellifica.

Pulsatilla

Pflanze und Persönlichkeit

Mehr als tausend Symptome wurden hervorgerufen in der Prüfung von Pulsatilla, eine verwirrende Menge, schwierig zu entziffern sowohl als Bild wie als Heilmittel. Nur das Genie Hahnemann und die sorgsame Beobachtung seiner Nachfolger ermöglichte das Herausfinden der signifikanten Symptome, und so entstand allmählich ein typisches Arzneibild. Die chemische Analyse zeigt als wesentlichen Wirkstoff den Anemonenkampfer. Dies, sowohl als die groben toxikologischen Symptome, helfen ähnlich wie bei vielen anderen Substanzen, nicht zur Aufstellung des Arzneibildes. Es sei versucht, durch Betrachtung des Wesenhaften der Erscheinungsform der Pflanze, diese selbst sprechen zu lassen.

Pulsatilla wird immer in Gruppen gefunden, gesellschaftlich, nie oder selten als vereinzeltes Individuum. Die Pflanze gedeiht auf trockenem sandigem Boden mit geringer Notwendigkeit für Wasser. Sie erscheint früh im Jahr, in der kühlen Luft des Frühjahres gedeihend, braucht aber zum Schutz gegen Frost ein feines Haarkleid, das Stamm und Blätter bedeckt. Die weich gebeugte Blüte, abwärts hängend, gibt der leichtesten Luftbrise nach und ist in ihr in ständiger Bewegung. Der griechische Name „Anemones" von anemos „Wind" und vom Lateinischen „pulsare", pulsierend mit dem Wind, wie auch der Name „Windblume" drückt diese Eigenschaft aus. Ein englischer Volksname ist „Schamhaftes Mädchen", wie wenn das Volk solchen Eindruck von ihrer Erscheinung gewänne. Wechselnd wie die Stellung der Blüte ist auch der Boden auf dem sie gedeiht, manchmal kalkliebend, dann wieder mehr kalkfliehend. Die am stärksten ausgeprägte „Wechselhaftigkeit" der Pflanze erscheint in ihrer enormen Varietät — es gibt mehr als 100 Untergruppen der Species Pulsatilla. Die gleiche charakteristische Wechselhaftigkeit erscheint in der Färbung, alle Farben sind repräsentiert, von nahezu weiß zu gelb, lila, blau, rot, violett, purpur bis zu fast schwarzer Farbe. Pulsatilla pratensis allein hat 45 Varietäten entsprechend nach Farbe, Form und Behaarung. Die Reproduktionsorgane erscheinen prominent durch abweichende Farbentöne hervorgehoben.

Wir können wie im Spiegel der Natur das Wesenhafte der Wirkung und des Arzneibildes wahrnehmen. Pulsatilla als Persönlichkeitstyp benö-

tigt Gesellschaft und Sympathie, liebt die Kühle, aber braucht im Froststadium Wärme. Die Pulsatillapersönlichkeit ist weich, nachgebend,
leicht emotionell bewegt, auch physisch besser von Bewegung. Jedoch
am meisten charakteristisch ist die „Wechselhaftigkeit" in der Erscheinung der Pflanze, wie sie das entscheidende Charakteristikum der Puls-
atilla-Persönlichkeit ist. Die emotionellen Symptome wechseln rasch, die
charakteristische Neigung zum Weinen wechselt wieder zu Fröhlichkeit,
Nachgiebigkeit plötzlich zu Reizbarkeit und Ärger, wenn diese sensitive,
empfindliche Persönlichkeit sich verletzt fühlt, aber bald tritt die weiche
Natur wieder zutage. Kinder sind kapriziös, wollen erst dies, dann wieder das. Kein anderes Mittel zeigt so stark diesen oft raschen Wechsel,
konstitutionell sowohl als in den Einzelsymptomen. Schmerzen wechseln
rasch die Lokalisation, die Symptome selber wechseln; an einem Tag
mag eines erscheinen, am anderen Tag ein anderes. Bei Masern, wo Pulsatilla oft angezeigt ist, mag der Ausschlag verschwinden und die Erkrankung wechselt zum Respirationstrakt. Die menstruelle Blutung wechselt
in Stärke und Charakter und mag im Falle der Unterdrückung zu einem
psychotischen Krankheitsbild wechseln, oder physische Symptome anderer Art mögen erscheinen. Wird die normale perspiratio insensibilis an
den Füßen durch Durchnässung unterdrückt, können Katharrhe an verschiedenen Organen im Wechsel die Folge sein, oder eine menstruelle
Störung. Schmerzen kommen langsam und verschwinden plötzlich. Bei
Durchfall gleicht kein Stuhl dem anderen. Schweiße machen sich manchmal nur auf einer Seite bemerkbar, oder eine Seite ist kühler als die andere. Pulsatilla liebt wie die Pflanze Kühle, braucht aber oft Wärme im
Froststadium des Fiebers, verlangt nach Bedeckung, wie sie die behaarte
Pflanze zu ihrem Schutze hat.

Überall in Pflanze und Mensch ist Wechselhaftigkeit vor allem das
durchgehend Charakteristische, wie ein Thema mit Variationen ein Mu-
sikstück durchzieht.

Der weiche, nachgiebige und sensitive Pulsatillatyp erscheint als der
Gegensatz des cholerischen Typus, der seit alters her mit der Gallenfunk-
tion assoziiert erscheint. Wir könnten uns vorstellen, daß der entgegengesetzte Pulsatillatypus psychosomatisch zu einer Unterfunktion der Gal-
lentätigkeit neigt und daß sich daraus die konstitutionelle Abneigung gegen Fett, wie die schlechte Verträglichkeit von Fett ableiten läßt.

Wie zu Wind und Luft als Ganzes der Außenwelt zugewendet, sind als „Sinnesorgane" der Pflanze gewissermaßen die Blüten durch die Blütenblätter die Farben des Spektrums aufnehmend. Diese Funktion erscheint bei Pulsatilla besonders prominent durch ihre zahlreichen Farbvariationen. Durch diese sind auch die Organe der Reproduktion besonders hervorgehoben. So sind auch die Sinnesorgane, Auge mit Tränenapparat, der Geschmacks- und Geruchssinn und die Haut besonders von der Pulsatillawirkung betroffen, ferner was gewissermaßen die „Haut" der inneren Organe ausmacht, die Schleimhäute. Das Parenchym ist wenig von der Pulsatillawirkung betroffen, Ausnahme sind auch hier prominent die Reproduktionsorgane Ovarien und Testikeln. Hypoovarie, Entzündungen der Testikel durch Mumps oder Gonorrhoe unterstehen der Heilwirkung von Pulsatilla. Was das Gefäßsystem anlangt, ist psychosomatisch dem Typ entsprechend die langsam venöse Zirkulation in erster Linie betroffen.

Von diesem Allgemeinbild läßt sich in natürlich logischer Weise das ganze Pulsatillabild auch in seinen Einzelsymptomen entwickeln. Wenn wir in dieser Weise das Bild der Pflanze und der Pulsatillapersönlichkeit in ihrer inneren Wesenheit aufnehmen, verbinden sich die Bilder zu einer Einheit, eine Einheit, welche die Ähnlichkeit und den tieferen Sinn des Gesetzes der Ähnlichkeit aufscheinen läßt und den Grund unserer Verschreibung des Heilmittels Pulsatilla.

Alumina

Alumina nimmt den 3. Platz an Menge unter den Elementen der Erdkruste ein, die hauptsächlich aus Aluminiumsilikaten besteht. Es ist die in größter Menge und weitester Verbreitung gefundene metallische Base. 7% aller die Erdkruste formenden Elemente bestehen aus Aluminium. Da Aluminium in jedem Boden vorkommt, ist es natürlich, es als regelmäßig vorkommendes Spurenelement in Pflanze, Tier und im menschlichen Körper zu finden.

In Anbetracht der Allgegenwart von Aluminium in Boden, Pflanze, Tier und im menschlichen Körper, ist es um so mehr erstaunlich, daß man in der wissenschaftlichen Erforschung der Rolle der Spurenelemente bis jetzt nichts über die Rolle des Aluminiums — und, ob es überhaupt eine Rolle im Lebendigen spielt — entdeckte. Einer der dabei gewöhnlich nicht in Betracht gezogenen möglichen Forschungswege ist der durch die homöopatische Prüfung, durch die die spezifischen Beziehungen jeder Substanz zu bestimmten Geweben des Körpers herausgefunden werden kann.

Wenn wir die Originalprüfungsprotokolle von Alumina in Hahnemanns „Chronische Krankheiten" ansehen, finden wir eine Liste von 1160 Symptomen. Diese Symptome, oft wiederholt, repräsentieren das Rohmaterial, von welchem ausgehend, das Prüfungsbild sich entwickelt. Jedoch auch in unseren Arzneimittellehren ist das Prüfungsbild noch eine Masse von wesentlich unkoordinierten Symptomen, schwierig oder unmöglich zu erklären. Bei einem Versuch, das riesige Symptomenmaterial zu durchleuchten und zu integrieren, wählen wir einen anderen Zugang: Wir wollen in die gesamte Natur hineinsehen, um die weitere Umgebung zu durchforschen in welcher das Element vorkommt. Wir machen den Versuch darzustellen, was die „Aluminiumfunktion" in der Natur bedeutet.

Die Wasserfluten, die mit dem Regen herunterkommen, werden durch Risse und Spalten im Fels, durch alle Bodenlücken rasch aufgesaugt.

Dieses kostbare „Wasser des Lebens", ohne das auf Erden Leben nicht existieren kann, würde für die Biosphäre verloren gehen, wenn es nicht wie in einer Schüssel aus Lagen von Aluminiumsilikaten z. B. Lehm, zurückgehalten würde.

Vom Boden tritt Aluminium in die Welt der Pflanzen ein, in der es allgegenwärtig ist. Geringe Mengen im Boden scheinen einen stimulierenden Effekt auf das Wachstum zu haben, größere den umgekehrten Effekt. Lycopodium und Farne haben einen größeren Aschengehalt an Aluminium als andere Pflanzen. Die einzige positive Erklärung der möglichen Rolle des Aluminiums in Pflanzen verdanken wir dem Botaniker Stoklasa („Über die Verbreitung des Aluminiums in der Natur"). Er fand, daß Hygrophyten, d. h. Pflanzen mit großem Bedarf für Wasser, mehr Aluminium enthalten als die Xerophyten, Pflanzen mit geringem Wasserbedürfnis. Stoklasa folgert aus seiner Feststellung, daß Aluminium die Resorption des Wassers in die Zellen fördert und den Strom von Wasser und der in ihm enthaltenen Ionen durch die Zellmembranen fördert. Außer dieser Entdeckung Stoklasas über die Rolle des Aluminiums in der Pflanze ist über seine Rolle nichts weiter bekannt. Blicken wir jedoch auf die vorhin aufgezeigte Rolle, die Aluminium im Anorganischen spielt, das Zurückhalten von Wasser, dann erscheint es wahrscheinlich, daß seine Funktion auf organischer Ebene bei der Pflanze, von ähnlicher Natur ist.

Bis heute ist nicht das Geringste bekannt über eine Funktion von Aluminium im menschlichen Körper, in dem das Element regelmäßig vorkommt. Die Resultate einer homöopatischen Prüfung können hier einiges Licht verbreiten über das Geheimnis eines Spurenelementes, das immer gegenwärtig, aber scheinbar ohne Funktion ist. Die enorme Masse der sehr verschiedenen Symptome scheint es zunächst unmöglich zu machen, einen gemeinsamen Faden zu finden. Aber es gibt ein Symptom, das durch die ganze Symptomatologie von Alumina hindurchgeht, und das ist „Trockenheit".

Wir finden diese Trockenheit an allen Schleimhäuten. Trockenheit der Haut, trockene Katarrhe der verschiedensten Organe und trockenes Ekzem. Hier sehen wir sofort die Beziehung des Aluminiums zum Flüssigkeitsgleichgewicht, wie wir es im Boden und in der Pflanze vor uns haben. Wir mögen annehmen, daß es im Körper einen ähnlichen regulierenden Einfluß auf den Wassergehalt hat, wie in der Erdkruste und in der Pflanze.

Die vielen Symptome der Prüfung sind natürliche Folge und Ausdruck von trockenem Katarrh. Stechende Schmerzen, Nadelgefühle, geringe Sekrete, die oft scharf sind, wegen ihrer hohen, wasserarmen Konzentration, Bildung trockener Krusten, dies sind alles Folgen von trockenem Katarrh, ob nun in Nase oder Pharynx, Kehlkopf, Magen oder Rektum, oder irgendeinem anderen Organ. (Ein eigenartiges Aluminasymptom, scheinbar bestätigt, aber bis jetzt nie erklärt, sind Magenbeschwerden, schlechter von Essen von Kartoffeln. Kartoffeln enthalten normalerweise 3 — 20 mg, manchmal bis zu 43 mg% Solanin. Sogar wenn gekocht und entsprechend der Sorte der Kartoffel und ihrer Zubereitung mögen immer noch Spuren von Solanin vorhanden sein. Solanin jedoch erzeugt, wie das verwandte Belladonnaalkaloid, Trockenheit der Schleimhäute und Hemmung der Magensekretion. Ein sensitiver Prüfer, unter dem Einfluß des „austrocknenden" Effektes von Alumina, wird natürlich verschlimmert durch den zusätzlichen Effekt einer austrocknenden Substanz reagieren, wie sie in der Kartoffel vorhanden ist, und so auch der Aluminapatient, der wie ein sensitiver Prüfer reagiert).

Alle oft konfusen Details der subjektiven Symptomatologie von Alumina können ohne Schwierigkeit durch die Eigenheiten des trockenen Katarrhs und dessen verschiedener Ausprägung in den verschiedenen Organen erklärt werden.

Nun müssen wir noch versuchen, das Gesamtkonzept des Wesens der Aluminafunktion zu erfassen, wie sich die Artung der „Aluminaenergie" im Gesamtkörper ausdrückt. Wenn wir die Hauptangriffspunkte von Alumina in Prüfung und im klinischen Bild betrachten, finden wir, neben der mentalen Sphäre und dem Nervensystem, so verschiedene Organe wie Pharynx und Larynx, Magen, Rektum und Blase als das spezifische Aktionsfeld von Alumina. Wir finden das Gemeinsame dieser Organe in ihrer generellen Funktion der „Aufnahme". Pharynx und Magen als Aufnahmeorgane der Nahrung, der Larynx als erstes Aufnahmeorgan von Atemluft, Blase und Rektum als Aufnahmeorgane der Abfallprodukte vor ihrer Ausscheidung. Sie sind die „Schalenorgane" des Körpers, die das ihnen dargebotene oder zufließende Material auffangen und auf Vorrat halten, im Gegensatz zu den das Material verarbeitenden Organen wie Lunge, Leber usw. Ihre Funktion ist die des Empfangens und Haltens. Schädigung dieser Funktion durch trockenen Katarrh und Lähmung in den in Prüfung und Krankheit charakteristisch auf Alumina reagierenden „Aufnahmeorganen" enthüllt die fundamental gleiche Funktion, die der

„Aufnahme" und des „*Behälters*", die Aluminium in Erdboden und Pflanzenleben zeigt.

Das Nervensystem bietet Symptome, erinnernd an Tabes. Ein eigenartiges Symptom unter anderen ist, daß das Stechen mit einer Nadel nicht unmittelbar gefühlt wird. Die Reaktion ist verzögert. Taubheit und Parästhesie ist vorherrschend. Wir erkennen hier, nun in der sensorischen Sphäre, wieder die Störung in der Funktion des „Empfangens", des Empfangens taktiler Reize. Tabes wird deutsch als „Rückenmarksdarre" bezeichnet, ein Austrocknen des Rückenmarks.

Wenden wir uns den charakteristischen Gemütssymptomen zu, finden wir Unfähigkeit der Konzentration, wandernde Gedanken, sehr schlechtes Gedächtnis, Furcht, die eigenen Impulse nicht halten zu können, Furcht, Selbstmord begehen zu müssen beim Anblick eines blutigen Messers, Furcht, den Verstand zu verlieren. Wiederum ist es die generelle Funktion des Aufnehmens und Haltens, der Gedanken, der Impulse, „seinen Verstand zu behalten", welcher gestört erscheint. Wenn ein Prüfer ein Gefühl beschreibt „als wäre der Verstand außerhalb des Körpers, so als ob das, was gesprochen wird, von jemand anderem gesprochen sei", so begegnen wir hier schließlich dem Phänomen der Exteriorisation, des Verlustes der „Ichfunktion", als Ausdruck der schließlichen Unfähigkeit das „Ich" selbst zu „halten".

In der Sphäre des Unbewußten, ausgedrückt in der symbolischen Sprache des Traumes, finden wir wieder und wieder bei den Prüfern Träume von Dieben. So ist auch hier noch in der Sphäre des Unbewußten die Unfähigkeit, das, was einem gehört, zu halten und bewahren, symbolisch ausgedrückt.

Die Modalitäten von Alumina folgen logisch aus dem Prüfungsbild. Verschlechterung durch Trockenheit, trockenes Wetter, gegenüber Besserung in feuchtem Wetter ist selbstverständlich für den „trockenen" Aluminafall. So verschlechtert auch Wärme durch deren austrocknenden Effekt. Von Alumina wird gesagt, es hätte deutliche Verschlechterung von Neu- und Vollmond, von welchen die Einflüsse auf Ebbe und Flut des Wassers ausgehen. Verschlechterung nach der Periode, die Flüssigkeitsverlust bedeutet. Besserung von Essen; Essen erhöht die Flüssigkeitssekretion der Verdauungssäfte, vermindert die Trockenheit der Schleimhäute. Das Verlangen nach unverdaulichen Dingen (Kalk, Lehm) ist wie ein instinktiver Ausdruck nach Dingen, die Wasser halten. Allgemeine Verschlechterung nach Aufwachen, d. h. wenn wir noch nicht bewußten Halt an uns selbst gefunden haben.

Der Typus, der besonders auf Alumina anspricht, ist mager, spärlich im Bau, faltenreich, mit trockener Haut. Wo dieser „auftrocknende" Prozeß tiefer geht, entstehen Verhärtungen , Indurationen. In Kindern zeigt das Austrocknen den Prozeß der Dehydration an. Hier, wie überall, zeigt Alumina in potenzierter Form seine kurative Eigenschaft, das wäßrige Element zu halten, aufzubewahren, wie überall in der Gesamtnatur.

Blicken wir zurück und überschauen noch einmal das Bild der Urfunktion von Aluminium: In Form und Verbindung hält es in den Lehmschichten das Wasser fest, so daß es dem Leben dienen kann. Als der Ur-Mensch zum ersten Mal die kostbare Flüssigkeit aufbewahren, halten wollte, streckte er seine Hand aus nach Lehm, um den ersten wasserhaltenden Tonkrug zu formen.

Wenn wir an einer alten Landstraße stehen, nachdem ein Regen das Land überflutet hat, sehen wir Wasser ruhig in Rinnen und Pfützen stehen — gehalten in den Furchen, gebildet aus Lehm — dann empfangen wir das Wesen des Alumabildes in einem Blick zusammen mit dem Bilde der spezifischen Funktion des Aluminiums im Reiche der Natur, das „Halten" des „Wassers des Lebens" auf der Erdkruste, in Pflanze, Tier und Mensch.

Mercurius

Mercurius (Quecksilber) erscheint in der Natur, an Schwefel gebunden, als Sulphid, Cinnabaris, Zinnober, als welches es schon vor 2500 Jahren in Almaden abgebaut wurde. Auf vielen Teilen der Erdkruste findet ein Reduktionsprozeß statt, der das Element befreit, welches dann in Form von Silbertröpfchen sich in Felsspalten niederschlägt, als einziges in der Natur in flüssiger Form erscheinend. In Spuren gelangt es in den Boden, die Luft und von hier in die Pflanze und den tierischen und menschlichen Organismus.

Sein physikalischer Charakter ist einzigartig. Seine elektrische Leitfähigkeit ist außerordentlich hoch, die leichte Erregbarkeit seiner Dämpfe zeigt die unstabile, rasche Reaktion seines Atoms an. Rasch ändert es auch seinen physischen Zustand, durch seinen niedrigen Schmelz- und Siedepunkt und verdampft bereits bei normaler Temperatur, rasch auch zu Wechsel von Temperatur und atmosphärischem Druck reagierend. Quecksilber (englisch quick, d. i. rasch) ist sein bezeichnender Name wegen seiner außerordentlichen Beweglichkeit in seiner flüssigen Form, einer „Instabilität", die jedoch auch, wie angeführt, seine innere physikalische Struktur charakterisiert. Selbst flüssig in seinem Naturzustand, nimmt es auf und löst alle Metalle, mit Ausnahme von Eisen, in Form der Amalgamen. Sich selbst überlassen nimmt es die Form aller flüssigen Substanzen, die Tropfenform, an. Die Tropfen lösen sich infolge geringer Adhäsion und Labilität seiner inneren Struktur auf die geringste Erregung in zahllose Tröpfchen auf, die auf den geringsten Impuls hin sich in ständiger „rastloser" Bewegung befinden. Hydrargyrum, wäßriges Silber, ist sein griechischer Name, hinweisend auf seinen flüssigen und verflüssigenden, auflösenden Charakter, Mercur nannten es die Römer und Alchemisten, die in dem Element die Kräfte des rasch sich hin und wieder bewegenden Planeten Mercur sahen und jenen im Mercur-Hermes erscheinenden geflügelten Götterboten, der sich rasch und rastlos zwischen Himmel, Erde und Unterwelt als den drei physischen Reichen des Makrokosmos bewegt.

Mit all diesen physischen Eigenschaften tritt es in den Körper ein. Auch hier zeigt es seine Affinität zum Schwefel, sich überall mit Thiolen,

Schwefelverbindungen, verbindend, die im ganzen Körper vorkommen und sich zu Quecksilbermercaptiden verbinden. Infolge seiner Löslichkeit in Lipiden hat Quecksilber die Tendenz, sich im Nervensystem und besonders im Gehirn zu konzentrieren, das gegenüber Quecksilber besonders empfindlich ist. Dies erweist sich durch seine besondere Wirkung auf die geistige Ebene. Sein Flüssigkeitscharakter spiegelt sich wieder in seiner besonderen Beziehung im übrigen Körper zu dessen „Flüssigkeitssystem", zu sämtlichen exkretorischen Drüsen des Körpers, auf die es stimulierend wirkt, und durch welche es auch wieder ausgeschieden wird, die Drüsen der Schleimhäute, die Galle, die Hautdrüsen. Seine Löslichkeit im Körper wird erhöht durch Natriumchlorid, jene andere Verbindung, die eng mit dem Flüssigkeitsstoffwechsel verbunden ist.

Eingeführt in den Körper erzeugt es zunächst Speichelfluß, als eines der ersten Zeichen seiner toxischen Wirkung, die sich, wie erwähnt, im ganzen Körper durch Reizung der „Flüssigkeitssphäre" anzeigt, Vermehrung von Schweiß, Schleimdrüsenausscheidung, vermehrten Urin und mit fortschreitender Pathologie Entzündung der entsprechenden Organe, Ödem, Eiterbildung, als Exkretionen der Blutflüssigkeit. Mit dem Eiterungsprozeß tritt dann eine schließliche „Verflüssigung" und Auflösung von Körpersubstanz ein. Auf dem Wege der Schleim- und Hautdrüsen tritt die mannigfaltige Pathologie, die für Quecksilber charakteristisch ist, in Erscheinung, Stomatitis, Blepharitis, Otitis, Koryza, Sinusitis, Pharyngitis, Tonsillitis, Entzündung des gastrointestinalen Traktes, bis zur Ulzeration führend, und so das Bild klassischer Dysenterie erzeugend, Entzündung des Urogenitalsystems, alle charakterisiert infolge gleichzeitiger Reizung der Sphinkterregionen durch den für die Merkurwirkung charakteristischen Tenesmus.

Überall kommt es charakteristisch zu einer Schwellung und Entzündung der in das Flüssigkeitssystem eingeschalteten Lymphdrüsen. Die Haut reagiert mit typisch öligen, gelblich abfärbenden Schweißen als Folge gemeinsamer Reizung von Schweiß- und Talgdrüsen, mit Ausschlägen vom einfachen Erythem, papulösen, pustulösen Ausschlägen bis zur Geschwürsbildung als letzte Folge. Der besondere Reichtum an Talgdrüsen um die Corona des Penis mag spezifischen Anlaß zur Reizung und Ulzeration an dieser Stelle führen, was zusammen mit den papulösen Ausschlägen, späteren Entzündungen des Periost mit folgender Knochennekrosis besonders der hautnahen Knochen, wie Cranium, Nasenbeine, ein äußerlich der Syphilis ähnliches Bild erzeugt, für welches Quecksilber lange als Heilmittel galt.

Neben der „Flüssigkeitssphäre" ist das durch Anreicherung der an Lipiden reiche und durch diese besonders quecksilberspeichernde Nervensystem das, welches das andere Feld der Quecksilberwirkung darstellt. „Quecksilbererethismus" ist der charakteristische Ausdruck für eine tiefgehende Störung der Psyche als auch des Nervensystems. Eine Neigung zu ständiger Bewegung, beginnend mit nervöser Rastlosigkeit, endend mit Tremor, Zuckungen, schließlich Konvulsionen, geben das Bild des sich ständig in Bewegung befindlichen Quecksilbers wieder. Tremor verstärkt sich bei intendierter Bewegung und besonders, wenn die Person sich beobachtet fühlt; wenn gelegentlich eine Neigung zu Propulsion beim Gehen hinzukommt, entsteht ein parkinsonähnliches Bild. Neuritische Schmerzen treten auf infolge Entzündungen auch in den peripheren Nerven.

Psychisch ist Rastlosigkeit („eilig in Allem", „spricht hastig", „die Zeit vergeht zu langsam") besonders charakteristisch. (Es ist von Interesse, daß besonders viele Symptome der Quecksilberprüfung von Friedrich Hahnemann, Hahnemanns Sohn, stammen, der rastlos, immer seinen Ort wechselnd, schließlich nach Amerika auswanderte, auch dort ständig ortwechselnd, schließlich spurlos verschwand.)

Ferner sind charakteristisch Furchtsamkeit, Scheu, Mangel an Selbstvertrauen, leicht in Verlegenheit geratend (Zittern ist stärker, wenn sich beobachtet fühlend), Schuldgefühle („als ob er ein Verbrechen begangen hätte", „als ob er Schlechtes begangen hätte", „unzufrieden mit sich selbst"), außerordentliche Empfindlichkeit gegenüber Kritik und Widerspruch („er könnte die Person umbringen, die ihm widerspricht") — dies alles Züge eines zugrunde liegenden starken Minderwertigkeitsgefühles, Ausdruck einer psychischen Instabilität, Gedächtnis und Konzentrationsfähigkeit leiden bis zu einem Punkt von Geistesschwäche. All dies führt schließlich zu schwerer Depression mit Selbstmordtendenz.

Physisch ist der Mercurtypus von mehr schlaff-schwammigem Aussehen, als ob in einem präödematösem Zustande sowohl von Hitze als von Kälte affiziert, jedem Wechsel der Temperatur unterworfen, wie das Quecksilber in einem Thermometer reagierend, leicht erkältlich und

Infektionen zugänglich, die sich durch einen beginnenden Frostschauder anzeigen und oft zu Eiterungen führen. Charakteristisch ist die Neigung zu profusen Schweißen, die nicht erleichtern. Nachts, wenn die exkretorischen Drüsen, das Aktivitätsfeld von Mercur, besonders die Schweißdrüsen, physiologisch den Höhepunkt ihrer Tätigkeit haben, verschlechtern sich logischerweise sämtliche Symptome.

Rastlos, immer in Bewegung, mit einem Mangel auch psychischer Stabilität, angezeigt in ihren Minderwertigkeitsgefühlen, mit einer im Pathologischen zu Verflüssigung und Formauflösung führenden Tendenz, weist diese Persönlichkeit im letzten Grunde auf eine Schwäche der stabilisierenden, verfestigenden Ichkräfte hin.

In der Tiefe des Unbewußten, in charakteristischen Träumen und Halluzinationen der Prüfer, enthüllten sich bildhaft mit voller Klarheit die Wesenszüge des Mercur, die zugleich die des Elementes sind, Rastlosigkeit, Tendenz zu ständiger Bewegung, und die Tendenz zur Verflüssigung: „Eilig, Träume von Reisen", „Unwiderstehliches Verlangen nach weiten Reisen", und — als einziges Symptom unter allen Arzneimitteln — neben „Traum von einer Flut", „sieht Wasser laufend, wo keines ist".

In potenzierter Form zum Heilmittel geworden, wird der Mercur zum Regulator der verflüssigenden, formauflösenden Prozesse, ein Helfer der Ichkräfte, rastlos im Fluß, ein Vermittler und Bote zwischen den geistigen, festen und flüssigen Sphären im menschlichen Mikrokosmos.

Aurum metallicum

Gold ragt unter allen Metallen als das am besten schmiedbare und leitungsfähigste hervor, dadurch jeder mechanischen Zerstörung widerstehend; auch chemisch wird es weder von Luft noch Wasser, angegriffen, die sonst alles andere auf der Erdkruste niederbrechen und auflösen. Niemals der Oxydation verfallend, nur selten sich mit anderen Elementen verbindend, leuchtet es mit unzerstörbarem Glanz.

Weit verbreitet in der Natur kommt es spurenweise in allen Felsgesteinen vor, wandert in den Boden und erreicht über die Pflanze den menschlichen Organismus, wo es ein regelmäßig vorkommendes Spurenelement vorstellt. Hirn, Herz und Hoden enthalten immer Spuren von Gold. Nichts ist bekannt über eine mögliche Funktion. Wir müssen uns an eine Arzneiprüfung halten, um etwas über seine spezifische Affinität mit gewissen Organen und Organsystemen zu erfahren, und mögen dabei erst durch diesen Weg eine spezifische regulierende Funktion entdecken, die es im Organismus haben mag.

Außerhalb der Prüfung ist nicht viel über einen toxischen Effekt des reinen, nicht potenzierten Goldes bekannt; es ist eine in dieser Hinsicht nicht angreifende Substanz. Toxikologische Kenntnis bezieht sich ausschließlich auf die Nebeneffekte der verschiedenen Gold-Schwefel-Präparate, welche Effekte nur zum Teil charakteristisch genug sind, um einiges Licht auf die Organbeziehungen des Metalles zu werfen. Außer dem Effekt dieser Verbindungen auf die Haut erzeugen sie in tödlichen Fällen nach Injektionen solcher Goldpräparate eine enorme Kongestion der Blutgefäße der inneren Organe, die zu zahlreichen Hämorrhagien führen. Die Ursache des toxischen Effektes ist eine Paralyse der kontraktilen Elemente der Blutgefäße, besonders der Kapillaren. Die Folgen sind lokale und allgemeine Kongestionen und Störungen der normalen Blutzirkulation.

„Plötzlicher Blutandrang zu irgendeinem Körperteil" (Guernsey); „Pulsationen in verschiedenen Körperteilen"; „Gefühl als ob das Blut in den Adern kochen würde" (Farrigton); „Regelloser Blutandrang und Kongestion" (Boger); „Heftiges Herzklopfen, unregelmäßige Herzschläge", alle diese charakteristischen makro- und mikrotoxischen Effekte von

Aurum erscheinen als die gleichen pathologischen Vorgänge wie bei den vorhin erwähnten Fällen von Vergiftung mit Gold-Präparaten: ein Aufruhr im ganzen Blutgefäßsystem. Dieser „Erethismus" als Folge des Gebrauches von Goldpräparaten war bereits der alten Schule der „Auralisten" bekannt, die Gold in der Behandlung von Syphilis gebrauchten.

Unregelmäßigkeiten in der Zirkulation wird leichter vorkommen in Organen, welche schon unter physiologischen Bedingungen einem häufigen Wechsel in ihrer Zirkulation unterworfen sind, wo Kongestionen normalerweise wechselnd mit Ebbe des Blutstroms vorkommen. Dies ist in erster Linie das Blutgefäßsystem selbst und sein Zentrum, das Herz, mit einem ständig wechselnden Blutmengeninhalt; weiter jene Organe, die erektile Gewebe haben, bereit für einen raschen Wechsel der Blutmenge, wie das Naseninnere, die Genitalorgane, Penis, Testes, Ovarien und Uterus, wo lokale Kongestionen schon physiologisch ständig sich ereignen. Ebenso jene großen Drüsen, die an ständigem Wechsel der Blutmenge teilhaben — die Leber als Depot-Organ, besonders auch die hoch vaskularisierte Schilddrüse — diese sind mehr als andere Organe einem Wechsel der Blutmenge mit ihren Konsequenzen unterworfen.

Auf der anderen Seite gibt es Teile des Organismus, in denen Blutzufuhr und folglich Wechsel in Blutmenge in geringerem Grade vorkommen als in allen anderen Organen und zusätzliche Blutzufuhr nur unter pathologischen Bedingungen vorkommt. Dies sind die Knochen und die Kornea. Entzündungen dieser Gewebe rufen plötzliche Überflutung mit Blut hervor, eine Art Balancestörung ihrer physiologischen Zirkulation, die im Verhältnis zu anderen Organen schwach ist.

Wenn wir so die Störung des rhythmisch geregelten Gleichgewichtes der Zirkulation, „plötzliche Kongestion in irgendeinem Teil des Körpers" als die zentrale Goldwirkung erkennen, erkennen wir leicht dies als das logischerweise prädominierende Aktionsgebiet für das Gold in jenen vorhin erwähnten Organen, die schon physiologisch Gleichgewichtsstörungen der Blutverteilung ausgesetzt sind, wie die Nase mit ihrem erektilen Gewebe, Penis, Testes, Ovarien, Uterus, letzterer besonders periodisch wechselnder Blutfülle ausgesetzt, folglich kongestioniert, aber auch die großen Körperdrüsen wie die Leber, als Depot-Organ für wechselnde Blutmengen und die besonders stark vaskulisierte Schilddrüse.

Wenn wir so die Störung des zirkulatorischen Gleichgewichts („plötzlicher Blutandrang zu irgendeinem Organ") als den zentralen physio-pathologischen Effekt des Goldes erkennen, ersehen wir die für solchen Effekt prädestinierten Organe: Nase und Nasopharynx (eines der ersten Symptome, die Hering bei einem zweifelnden Studenten erzielte, war intensive Rötung der Nase). Rhinophyma, Ozaena sind Indikationen für Aurum. Stauffer heilte ein Rhinosklerom damit. Ferner das Herz und das arterielle System, Hypertrophy des Herzens, Hypertension, Angina pectoris bei rotem Gesicht und Hitzewellen, sowie alle Arten von Unregelmäßigkeiten des Pulses können klinische Indikationen für den Gebrauch von Aurum sein, wenn führende Modalitäten vorhanden sind. Starke Erektionen, vermehrter Geschlechtsdrang, Schwellung und Entzündung der Hoden, wie auch Unterentwicklung der Hoden in Knaben (Burnett), fallen unter die kurative Einflußsphäre von Aurum. Kongestionen, Hypertrophy des Uterus, Ovarzysten, Sterilität und Frigidität können Indikationen für seinen Gebrauch werden. Manche Fälle von Basedow können von Aurum beeinflußt werden.

Störungen in der Zirkulation der Leber, zu Kongestion, fettiger Degeneration, Scirrhosis und Aszites, als Folge von Herzerkrankungen oder primär entstanden, können Indikationen für Gold werden, wenn andere wichtige Aurumsymptome gleichfalls vorhanden sind.

Die Augensymptome sind in der Prüfung von Aurum ziemlich zahlreich und charakteristisch. Das Auge ist ein Organ, das sich während des Tages rasch und oft wechselnden Bedingungen anzupassen hat und folglich auch zu raschem Wechsel der Blutzirkulation und Blutmenge. So gehört es dadurch logischerweise zu der Gruppe von Organen, die dem Einfluß von Gold unterliegen, das, wie wir gesehen haben, besonders die rhythmische Verteilung des Blutes regiert. Die Chorioidea, die die Blutgefäße tragende Schicht des Auges, hat eine ähnliche schwammartige Struktur in gewissem Sinne wie das Naseninnere und die Genitalien. Chorioretinitis ist daher eine der klinischen Indikationen für Aurum. Wenn plötzlich übermäßige Vaskularisation um oder auf der Kornea entzündlich stattfindet, in der Form des Pannus, kann wieder Aurum seinen heilenden zirkulationsregulierenden Einfluß ausüben.

Schließlich zeigen zahlreiche Prüfungssymptome eine Beziehung von Gold zu den Knochen und dem Periost: schießende, ziehende, reißende Schmerzen in den Extremitäten, den Schädelknochen, Mastoid und

Nasenbeinen. Diese normalerweise schwach vaskularisierten Strukturen erscheinen als besonders sensitiv gegenüber ungewohnter Blutkongestion in Prüfung und Pathologie. Periostitis, Osteitis, Exostosen, besonders auch Mastoiditis, destruktive Entzündungen an den Nasenbeinen sind logische Indikationen für den therapeutischen Gebrauch von Gold, das auch hier wieder seine die Blutzirkulation regulierende Macht zeigt.

Im Felde spezifischer Pathologie ist Aurum logischerweise wieder angezeigt, wo es sich um Kongestionen infolge von Herzerkrankungen oder Blutdruckerhöhungen mit folgender Sklerosierung der länger andauernden Kongestion ausgesetzten Organen handelt, sei es der Gefäße oder der Leber. Soweit infektiöse Erkrankungen in Betracht kommen, war es logischerweise Syphilis, da hier alle Pathologie sich an den Blutgefäßen als entzündliche Infiltration oder Entzündung der perivaskulären Gewebe ausdrückt.

So ist es von großem bestätigenden Interesse, daß ältere, noch traditioneller Erfahrung verbundene Lehrbücher der englischen Pharmakologie (Potter, Solis-Cohen), als Indikationen für Goldanwendung empfehlen: Insomnia, Priapismus, chronische Metritis, Amenorrhoe, Menorrhagie, Sterilität im Zusammenhang mit Frigidität — hier betrachtet besser als irgend etwas anderes — habituelle Fehlgeburten, Impotenz, exophtalmische Schilddrüsenschwellung, Szirrhose der Leber mit Aszites, bei welchem Zustand ihm von Solis Cohen, ebenso wie bei mit Frigidität verbundener Sterilität besonderer Wert zugesprochen wird. (Übrigens nennt Wolter in seiner „Klinischen Homöopathie in der Veterinärmedizin" Gold als unersetzbar in der Behandlung der Sterilität von Kühen, besonders wenn mit Nymphomanie verbunden. Er fand dabei zystische Veränderungen der Ovarien, die nach der Goldbehandlung verschwanden.) Außerdem wird die schon seit altersher gebrauchte therapeutische Indikation bei Depression erwähnt.

Durchgehend durch alle Erscheinungen finden wir Störungen des Rhythmus, mit der Folge von Kongestionen und deren weiteren Folgen und dies besonders in jenen Organen, die Rhythmusschwankungen in der Zirkulation, oder physiologisch in ihrer Funktion unterworfen sind, wie die Geschlechtsorgane, die auch ursprünglich in ihrer Tätigkeit durch die rhythmisch auftretende Brunstzeit charakterisiert sind.

Im Reiche der Psyche ist das Feld für Aurum die Gefühlssphäre, jener weite Komplex der Psyche, der, im Gegensatz zu den anderen psychischen Funktionen, besonders vom Rhythmus regiert wird. Rhythmisch sind immer die normalerweise auftretenden Schwankungen, die wir als Stimmungen bezeichnen. Hier ist ständiger, rhythmischer Wechsel schon im Alltagsleben vorhanden. Jene für das Gemütsleben und für Aurum typische Störung ist Depression. Wie schon der Name anzeigt, handelt es sich wesentlich um eine Störung des normalen Rhythmus von herabgesetztem und gesteigertem „Lebensgefühl". Ist durch ein individuell verschieden stark wirkendes Trauma der rhythmische Verlauf in der Gefühlssphäre gestört, kommt es zu „Kongestion", wie in der physischen Sphäre. Charakteristisch für die Depression ist, je nach der Schwere und dem Anhalten des auslösenden Traumas, ein „Festhalten", eine „Kongestion", sei es einer sich sonst wieder mehr oder minder leicht lösenden Trauer, oder eines durch Umstände herabgesetzten Lebensgefühles, das sich bis zum „taedium vitae", Lebensüberdruß steigern kann, sei es irgendeine „festgehaltene", „kongestionierte" Emotion, wie etwa ein tiefgehendes Ressentiment, das, nicht gelöst, in Depression umschlägt; ja irgendein negatives Gefühl — Haß, Neid, Schuldgefühl, Angst, Minderwertigkeitsempfindung — das sich aufstauend, „kongestioniert", in Depression mündet. Das Denken selbst wird affiziert, indem auch hier eine „Kongestionierung", ein sich Aufstauen im Sinne eines Zwangsdenkens auftritt, das sich vom Gegenstand oder der Vorstellung nicht lösen kann, immer wieder um diese, undurchbrechbar, kreist, ja diese sucht in zwangsmäßig auftretenden Ketten von immer negativ getönten Assoziationen.

In diesem so „kongestionierten", durch immer weitere Akkretionen sich vergrößernden Bereich, wo Bewegung nur innerhalb dieses Bereiches vorhanden ist, der aber, ungelöst in seiner Kongestion nicht durchbrechbar erscheint, tritt dann auch oft Mutimus ein, als ein Symptom der gänzlich in sich kreisenden Gefühls- und damit Ausdruckssphäre.

In der Symptomatologie des Aurumprüfers drückt sich dies — wie im Aurumkranken — durch entsprechende Ausdrücke des Gefühlten aus: „Stellt sich vor, unfähig für diese Welt zu sein", „daß er in nichts Erfolg haben kann", „daß er alles falsch tut", „daß er rettungslos verloren ist". „Sucht Einsamkeit, ängstlich". „Schweigsamkeit".

Wir finden im Prüfungsbild auch Symptome wie „cholerisch und streitsüchtig, heftig, der geringste Widerspruch erregt Zorn", „heftiger Ärger". Wir finden bei Depression zeitweise Abwechslung von Melancholie und Zorn. Analytische Beobachtung hat gezeigt, daß unterdrückter Ärger und Ressentiment wesentlich beitragende Faktoren von Bedeutung bei Depressionen sind. Die Beziehung von diesen Emotionen ist auch im Prüfungsbild von Aurum deutlich ausgeprägt.

Andere Prüfungssymptome sind „extreme Neigung gekränkt zu sein", „tief affiziert und provoziert bei den geringsten Anlässen, die ihn traurig machen", „vom Geringsten zum Zorn erregt".

All diese Symptome zeigen die Tendenz zur Selbstentwertung, ein Gefühl der Selbstentwertung das im gesteigerten Maße zu einer Tendenz der physischen Selbstzerstörung, zum Selbstmord führen kann, große Verzweiflung, die sich bis zum Hang zum Selbstmord äußert, ist auch Prüfungssymptom.

Die Träume des Aurumprüfers drücken in symbolischer Bildersprache Entsprechendes aus. „Schreckträume von Dieben mit lautem Schreien im Schlaf" drücken die Beraubung aus von etwas was einem selbst gehört, das eigene Ich, das in der Haltung am Tage entwertet wird. „Er träumt, er falle von einer großen Höhe", ein Traum, der wieder die Selbstentwertung des eigenen Ich, seinen „Fall" symbolisiert. „Sie träumte die ganze Nacht, sie wäre in Dunkelheit." Der Gemütszustand der Depression kann nicht besser symbolisch ausgedrückt sein.

Die Beziehung von Aurum zu den Generationsorganen mag auch eine Bedeutung für jene Depressionen haben, die als involutionäre bezeichnet werden.

Der typische Aurumpatient ist eher schwer im Körperbau, mit rotem oder leicht gerötetem Gesicht und von dunkler Komplexion, die Haut oft olivenfarbig, mit braunen Flecken.

Der Aurumpatient fühlt sich schlechter am Morgen, von Sonnenuntergang bis Sonnenaufgang, empfindlich gegen kalte Luft, aber besser durch Bewegung im Freien in frischer, kühler Luft, auch von kühlen Bädern. Er ist überempfindlich gegen Schmerzen. Plötzliche Kongestionen in irgendeinem Teil des Körpers, begleitet von einem Schweregefühl weisen auf die grundlegende Störungstendenz im Blutzirkulationssystem hin. Dessen Zentrum, das Herz, ist besonders affiziert: Unregelmäßigkeiten, plötzliche starke Schläge, Gefühl der Schwere bis zu einer Empfindung eines erdrückenden Gewichtes, finden sich unter den Aurumsymptomen.

Schwere geht durch das ganze Bild. Schwerer Bau, ein schwerer Gang, ein schweres Herz. Dunkel ist die Farbe des Bildes, dunkle Komplexion, Verdunkelung des Sehens (Hemianopsie), Träume von Dunkelheit. Zerstörung ist seine Bedeutung, langsame Zerstörung des Körpers, der großen Drüsen, der Knochen, schließlich Selbstzerstörung.

Die wesentliche Beziehung des Goldes im Körper ist, wie seine Toxikologie zeigt, die zu den rhythmisch tätigen kontraktilen Elementen, von den Kapillaren bis zum Herz. Rhythmisierend wirkt das potenzierte Gold auf die ganze Zirkulation und damit den Organismus, wie auch auf die Psyche, durch rhythmische Bewegung, Systole und Diastole, im physischen wie im psychischen Ablauf Kongestion verhütend. Substanz ist zerstörbar, Rhythmus, das ewige Strömen — das panta rhei — unzerstörbar. Gold ist der Träger des unzerstörbaren Rhythmus, und potenziert verleiht es Körper und Geist jene Eigenschaften, die es als Metall auszeichnen: Unzerstörbarkeit, die es dem Gemüte gibt, dem Drang zur Selbstzerstörung zu widerstehen und den gesunden Drang zur Selbsterhaltung wiederherzustellen. Als Träger des Rhythmischen wirkt es als das Harmonisierende in der ganzen Blutzirkulation, erleichtert die Schwere der Kongestionen. Es transmutiert das „schwere Herz" in ein „leichtes Herz", Dunkelheit zu Licht, dem Licht mit dem Gold leuchtet, unzerstörbar in seinem Glanz.

Natrium muriaticum

Innerhalb der Ozeane, die den größeren Teil der Erdoberfläche bedecken, breitet sich gelöst — gleich einem unsichtbaren Skelett — eine gewaltige Menge von Mineralsubstanzen aus, die zu ihrem größten Teil aus Natriumchlorid, Salz, besteht. Es ist der wasserlöslichste Teil der der Erdkruste entstammenden Mineralsubstanzen, und es bewegt sich überall in der Richtung zum Wasser. Aus dem Feldspat des Gesteins löst Erosion durch Regen dessen Natriumbestandteil, der sich unmittelbar mit dem Element Chlor verbindend durch Flüsse dem Meer zuströmt, in dem es sich außerordentlich anreichert. Im Ozean finden sich Unterschiede in der Konzentration des Salzes infolge wechselnden Verdunstungsverhältnissen und anderen Faktoren, und diese Konzentrationsunterschiede werden zur Ursache für Strömungen in horizontaler und vertikaler Richtung; dabei fließt Wasser in die Richtung der höheren Salzkonzentrationen. Aufsteigende Strömungen sind von großer Wichtigkeit für die Erhaltung des Lebens in der See, da sie mit sich Mineralstoffe zur Oberfläche tragen, die das Plankton zur Ernährung benötigt, von dem wieder höheres Leben in der See abhängt. Darüber hinaus ist das Salz von fundamentaler Bedeutung für das freie Strömen des Wassers des Ozeans, da ohne den Salzgehalt die Ozeane allmählich vom Ozeanboden aufwärts gefrieren würden. Das Salz verhindert das Gefrieren. Mit dem Verdunsten von der Meeresoberfläche werden große Mengen winziger Salzkristalle mitgetragen, die als Kondensationskerne zur Wolkenbildung führen, und so wird das Salz wieder zur bewegenden Kraft im Wasser, das nun durch regenspendende Wolken zur Erosion des Felsgesteins führt, von Neuem die Elemente des Salzes lösend, Salz wieder zur See führt.

Das Meerwasser, alles Leben der See umgebend, ist durch seinen Salzgehalt eine gepufferte Lösung mit ähnlichem Säure-Basen-Gleichgewicht (pH. 7,5 — 8,4) wie im menschlichen Körper, die auch im Seewasser die nötige osmotische Balance zwischen den Meerestieren und dem umgebenden Wasser erhält. Auch das Verhältnis der wichtigen Mineralsalze und deren Konzentration ist ähnlich der im menschlichen Körper. Es wird daher angenommen, daß die erste blastula des Urozeans Seewasser in sich einschloß, und daß seither „Seewasser" in modifizierter Form durch Arterien und Venen fließt. Im Körper, wieder in ähnlicher Weise, befindet sich Natrium muriaticum vornehmlich in der „See", welche die Zellmassen umgibt, während im Inneren der Zellen Kalium überwiegt.

Das Element Natrium, ein silbriges, weiches Metall, zeigt gewissermaßen seine Affinität zu Wasser mit intensiver Hitzeentwicklung aufschäumend im Augenblick des Kontaktes mit Wasser und Feuchtigkeit, so daß es unter Petroleum aufbewahrt werden muß. In seiner Salzform ist es das wasserlöslichste aller Körpermineralstoffe. Wasser, das Salz lösend, zähmt die feurige Qualität des Elementes, durch Dissoziation zur jonisierten Form.

Der erste Eintritt des Salzes in den Körper setzt bereits den Flüssigkeitsstrom in Bewegung, Speichel beginnt zu fließen und Durst nach Wasserzufuhr wird erregt. Unmittelbar resorbiert in die Körperflüssigkeit, spielt es hier eine entscheidende Rolle als Regulator des osmotischen Druckes, und damit der Fortbewegung der Körperflüssigkeit um und in den Zellen. Wohin Salz geht, dorthin geht Flüssigkeit, und von dem Fluß zwischen extrazellulärer Flüssigkeit und den Zellen hängt alles Funktionieren des Körpermetabolismus ab. Salz ist auch im Körper der Vermittler der Flüssigkeitsbewegung.

Hier steht es unter der regulierenden Wirkung der inneren Drüsen, vor allem der Nebennieren. Das wichtigste Hormon, das das Salz im Körper zurückhält, ist das Steroid Aldosteron. Addisons Krankheit führt infolge Unterfunktion oder Funktionsverlust der Nebennieren zu exzessivem Salzverlust, mit den Symptomen muskulärer Schwäche, großer Ermüdbarkeit, Verlust von Appetit und Geschmack, Übelkeit, alles Symptome, die auch durch die Prüfung erzeugt wurden.

Toxische Wirkung zeigte sich bei Tieren wie Süßwasserfischen, die auf Verbringung in Meerwasser mit Irritabilität reagierten, ferner bei Kühen unter vermehrter Salzzufuhr durch Abmagerung, große Schwäche, besonders der Rückenmuskulatur, alles Symptome, die die Symptomatologie von Natrium muriaticum bestätigen. Große Mengen von Kochsalz erzeugen beim Menschen eine Gasroenteritis und allgemeine Schwäche. Bei Hunden und Fröschen wurde unter Kochsalzzufuhr Kataraktbildung beobachtet. Salzfieber, nach Kochsalzinfusionen beobachtet, ist wahrscheinlich durch Anregung der oxidativen Prozesse sowie Sympathikusstimulierung hervorgerufen. Ein weiterer toxischer Effekt ist Blutdruckerhöhung infolge Kontraktion der Arteriolen.

Bei einer Substanz, so innig mit dem Flüssigkeitsstoffwechsel verbunden, müssen alle sekretorischen Organe affiziert sein. Der wesentliche Effekt auf Schleimhäute und Haut ist Trockenheit. Mund und Zunge sind trocken — die letztere manchmal als lingua geographica erscheinend —, der Rachen und die Nasenschleimhaut ist trocken, im Rachen manchmal das beschriebene „Fischgrätegefühl" erzeugend, mit häufigen Versuchen, sich des verdickten Schleims durch häufiges Räuspern zu entledigen. Die Geruchssensation ist vermindert oder fehlend. Husten ist trocken mit geringem Auswurf, der so schwer sich löst, daß beim Husten Tränen kommen; Verstopfung mit trockenem, bröckeligem Stuhl setzt ein. Infolge der Störung des Wassergehaltes aller Sekretionen kann in der doppelphasigen Wirkung auch das Gegenteil eintreten, vermehrter Speichelfluß, wäßrige Nasensekretion mit ständigem Nasentropfen, Hustenauswurf von vermehrtem Schleim, wäßriger Durchfall.

Der Magen steht unter dem besonderen Einfluß von Natrium muriaticum infolge seiner Chlorkomponente, die die Bildung des Magensaftes ermöglicht. Es mögen Symptome infolge Hypo- oder Hypersekretion auftreten, wie Magenbrennen, Völlegefühl, Übelkeit, spastische Kontraktionen, Magendruck. Ähnliche Empfindungen von Völle, Spasmen, Druck und übermäßige Gasbildung, Durchfall oder Verstopfung zeigen sich im Darmtrakt, infolge Störung des Flusses der Darmsekrete.

Auch die Harnorgane zeigen das grundsätzliche Symptom von vermehrter oder verminderter Sekretion mit vermehrtem, wäßrigen oder spärlichem Urin, letzterer mit rötlichem Sediment und Brennen beim Urinieren, weiters schleimig-eitrige Sekretionen von der Urethra. Husten führt oft zu unfreiwilligem Urinabgang. Die Schleimhaut der Scheide reagiert entweder mit Leukorrhoe oder Trockenheit, die Koitus schmerzhaft macht.

Jede Störung des Salz- und daher des Wasserstoffwechsels muß ihren Ausdruck in Bindegewebe, Muskulatur und Haut finden, da diese den größten Salzgehalt aufweisen. Turgor ist der Ausdruck des Wassergehaltes, der wieder von der Aufrechterhaltung des salzabhängigen osmotischen Druckes bedingt ist. Zuviel Salzgehalt führt zu Ödem, in geringerem Maße nur zu einem aufgedunsenen Äußeren, zu wenig zu

Dehydration, die sich im Gesicht und Nacken durch trocken-faltige Haut zeigt, in hohem Grade am ganzen Körper bei schweren Kinderdurchfällen, und bei Cholera.

Die Herabsetzung des osmotischen Druckes im Gebiet der Muskulatur führt zu Schlaffheit und Schwäche, die sich besonders bei den Rückenmuskeln zeigt. Unterlegen eines harten Kissens, den Mangel an Muskelturgor ersetzend, bessert daher die typischen Natrium-muriaticum-Rückenschmerzen. Der herabgesetzte Turgor mag auch die Ursache für die Schwäche des Bandapparates der weiblichen Organe sein, was sich in einer Empfindung des Druckes nach unten des Uterus äußert, sowie in der Blasenschwäche mit unfreiwilligem Harnabgang.

Die willkürliche Muskulatur zeigt andererseits oft die gegenteilige Erscheinung, die Empfindung von Spannung und Kontraktion, „wie wenn die Wadenmuskeln zu kurz wären", Empfindungen, die auch durch Dehydration erzeugt werden können, besonders schwerer Art, wie bei Cholera, wo es zu Wadenkrämpfen kommt. In einem von Schulz beschriebenen extremen Fall eines Salzessers kam es im Lauf der Jahre zu vollkommener Kontraktion aller Gelenke. Da der Natriumgehalt auch die neuro-muskuläre Erregbarkeit beeinflußt, mag eine Störung im Salzstoffwechsel auch auf diesem Wege zu Muskelschwäche mit dem Gefühl der Schlaffheit, Schwere der Glieder und Rastlosigkeitsempfindung in den Beinen, mit dem Wunsch, sie ständig zu bewegen, führen, ebenfalls Natrium-muriaticum-Symptome. Außerdem hängt das Hauptprotein des Muskels, Actomysin, in der physiologischen Muskelfunktion von der Gegenwart von Salz ab. Störungen im Salzstoffwechsel werden auch von dieser Seite zu Empfindungen führen, wie sie in den Prüfungen als Spannungsgefühl, „wie wenn die Muskeln zu kurz wären", oder als Gefühl der Kontraktion beschrieben werden. Dies mag auch die Basis für die klinische Empfehlung von Natrium muriaticum bei alten Muskelzerrungen sein. „Ein Gefühl von Kontraktion geht durch das ganze Arzneibild" (Clark).

Die Haut ist ein Hauptdepot für Salz; je nach dem Salz — und daher Wassergehalt des subkutanen Gewebes mag das Äußere ein gedunsenes oder abgemagertes Aussehen haben. Wird die Haut infolge zu geringen Wassergehaltes zu trocken, zeigen sich Fissuren an den Lippen, besonders ihren Ecken, trockene Ekzeme und serumwasserhaltige Herpeseruptionen, wie sie alle für Natrium muriaticum charakteristisch sind. Salz wird unter anderem wesentlich durch die Schweißdrüsen ausgeschieden, Chlor reizt die Talgdrüsen, die es ausscheiden, so kann eine Störung im Salzstoffwechsel zu Akne führen, ebenfalls typisch für Natrium muriaticum.

Die Augen sind durch Natrium muriaticum affiziert, sei es durch Überanstrengung der Augenmuskel (Sehschwäche erzeugend), oft mit begleitenden Kopfschmerzen; vermehrter Tränenfluß oder Trockenheit sind weitere Symptome. Burnett empfahl Natrium muriaticum für Katarakt, wofür dessen bei Tieren beobachtete toxische·katarakterzeugende Wirkung Hinweise geben. Die eine konzentrierte Salzlösung ausscheidenden Tränendrüsen sind unter der Natrium-muriaticum-Wirkung leichter erregbar, so daß Erschütterung durch Husten, Niesen, Lachen erhöhten Tränenfluß erzeugt.

Der Rhythmus der Blutzirkulation erscheint gestört, was sich in intermittierendem Puls, im Gefühl erhöhten Pulsierens im ganzen Körper, klopfenden Kopfschmerzen, oft mit Flimmern vor den Augen, in Form von Migräne zeigt.

Gewichtsverlust hat doppelte Verursachungsmöglichkeit. In seiner akuten Form erfolgt er durch Drehydration, in der chronischen Form, die, für Natrium muriaticum charakteristisch mit vermehrtem Appetit einhergeht, ist die Ursache vermehrte Oxidation durch Einfluß des Natriumjons, wobei auch ein Einfluß des Chlorjons auf die Schilddrüse mitspielen mag.

Allgemeine Schwäche, Ermüdung und Frostigkeit, Verschlechterung von Kälte charakterisieren den oft auch anämischen Natrium-muriaticum-Typ. Sonne und Sommerhitze sind jedoch ebenfalls von verschlechterndem Einfluß, wohl durch die Wirkung, die Salzverlust durch Schweiß auf einen bereits unstabilen Kochsalzhaushalt hat. Solcher Verlust geht mit dem Verlust jeder Körperflüssigkeit einher, daher „Säfteverlust"; Menstruation hat ebenfalls einen verschlechternden Einfluß. Manchmal erleichtert Schweiß, besonders im Fieber, wenn sich der Körper damit überschüssigen Salzes entledigt. Essen verschlechtert die Magensymptome, daher die Modalität „besser durch Fasten". Die für Natrium muriaticum als charakteristisch geltende Abneigung gegen Schwarzbrot, und die Verschlimmerung gastrointestinaler Symptome durch stärkehaltige Nahrungsmittel im allgemeinen, läßt sich durch die Tatsache erklären, daß das stärkeverdauende Ptyalin des Speichels seine Tätigkeit unter normalen Verhältnissen im Magen fortsetzt, daran aber gehindert wird, wenn, wie oft im Natrium-muriaticum-Falle, Hypersekretion des Magensaftes vorhanden ist. Schwarzbrot, als besonders schwer verdauliche Stärkenahrung, wird daher eine natürliche Aversion finden. Typisch ist Verlangen nach Salz, manchmal aber auch das Gegenteil, als Ausdruck des gestörten Salzhaushaltes. Gleiches ist die Ursache der Verschlimmerung des Befindens an der See, infolge der salzreichen Seeluft; es kann aber auch Verbesserung eintreten, wie das bei skrofulös-anämischen Kindern der Fall ist.

Die Zeitverschlimmerung vormittags, um die Zeit von 11 a. m. fällt in die Zeit normalerweise erhöhter Arbeitstätigkeit, der der Organismus mit erhöhter Adrenalinproduktion begegnet, die um diese Zeit ihren Tagesgipfel erreicht. Der osmotische Gewebsdruck, der vom Salz abhängig ist, erreicht ebenfalls seinen Tagesgipfel vormittags. Experimentelle Messungen der Arbeitsfähigkeit haben die gleiche Zeit als Zeit der besten Leistungsfähigkeit festgestellt. In Anbetracht der zentralen Funktion der Adrenaldrüsen in dieser Hinsicht und ihrer Funktion der Erhaltung des normalen Salzspiegels wird sich jede Herabsetzung ihrer Tätigkeit, der mit Salz- und damit Tonusverlust einhergeht, besonders um die Tageszeit äußern, während welcher sonst ein Höhepunkt ihrer Tätigkeit erreicht wird. Um 11 a. m. erreicht auch die tägliche Chlorausscheidung ihren Höhepunkt.

Charakteristisch für das Natrium-muriaticum-Bild sind besonders die Gemütssymptome. Traurigkeit ist, auch im Prüfungsbild, vorherrschend: „Sehr zum Weinen geneigt", „schon wenn angesehen, bereit zum Weinen", „weinen kommt ohne ersichtliche Ursache infolge tiefer Traurigkeit", „je mehr getröstet, desto schlechter". Trostzusprechen wird im Natrium-muriaticum-Fall zurückgewiesen, ja kann Ärger hervorrufen. Ärger ist eine weitere Emotion im Natrium-muriaticum-Bild: „Große Reizbarkeit, moros, schweigsam" sind solche Prüfungssymptome. Der Natrium-muriaticum-Fall ist ein introvertierter Typ, der über seiner Trauer brütet. Ein plötzliches, scheinbar ganz unbegründetes Lachen verrät die innere, durch ungelöste Konflikte bedingte Spannung. Solche Spannung macht erregbar und übersensitiv, daher tritt Verschlechterung aller Symptome

142

durch Emotionen auf. Die innere Spannung macht hastig und damit ungeschickt, Dinge werden fallen gelassen, Fehler beim Schreiben gemacht. Vor allem kann der Natrium-muriaticum-Typ traurige oder ärgerliche Erfahrungen nicht vergessen und brütet über sie. Der freie Fluß der Gefühle ist ins Stocken gekommen. „Wenn sie über vor langer Zeit erlittenen Verlust denkt, kommen Tränen in ihre Augen", „in Gedanken scheint er immer vergangenen, unangenehmen Erinnerungen nachzugehen, um über sie zu brüten". „Er quält sich selbst, scheint unangenehme Gedanken vorzuziehen". „Beleidigungen, die er gemacht oder empfangen hat, waren ständig in seinen Gedanken und er konnte sich nicht davon befreien." „Haß gegen Menschen, die ihn beleidigt hatten." Abneigung gegen Tätigkeit und schlechtes Gedächtnis sind die Folgen dieser Stimmung in geistiger Hinsicht. Menschenscheu tritt auf, der Prüfer vermeidet menschlichen Kontakt, zieht sich in sich zurück, er fühlt sich zu Ärgerausbrüchen provoziert, wenn er gestört wird. Der Schlaf wird unregelmäßig mit lebhaften Träumen, besonders Träume von Streit und Kämpfen, wie sie in der Prüfung auftreten. Eine Patientin, periodisch an Depression leidend, sich immer an der See besser fühlend, träumte während solcher depressiver Phasen regelmäßig von Streit mit ihren Verwandten, gegen die sie, obwohl lange von ihnen entfernt, noch immer Ärgergefühle hegte. Jedesmal verschwanden nach einer Gabe Natrium muriaticum die Depression und die Träume.

Salz, Mittler des Bewegungsflusses in vielen ozeanischen Strömungen, durch Wolken und Regen, wie in Körperflüssigkeiten, erhält auch das freie Fließen in der Gemütssphäre. Trauer und Ressentiment sind jene beiden dem Vergangenen verhafteten Gefühle, sei es ein unmittelbar oder lang vergangenes Geschehen, von dem der Mensch sich nicht lösen kann, in denen der freie Fluß der Gefühle erstarrt, den Natrium muriaticum wieder zum Fließen bringt.

Salz, in Wasser löslichster der in der Natur vorkommenden Mineralstoffe, beim ersten Eintritt in den Körper Speichelfluß und Verlangen nach Wasser durch Erregung des Durstgefühles erzeugend, manifestiert sich in seiner Wesenheit in Natur wie im Menschen als Vermittler der Flüssigkeitsbewegung — auch noch auf der Ebene des Gemütes, des freien Flusses der Gefühle — als Heilmittel, Körper und Seele vor Stagnation bewahrend, so daß der Strom des Lebens wieder fließen kann.

Jod

Natürliches Vorkommen

Jod formt in seinem reinen Zustand bläulich-schwarze, schuppige Kristalle von metallischem Glanz; es entwickelt bei allen Temperaturen, besonders wenn erhitzt, violettfarbige Dämpfe mit stechendem Geruch. Es findet sich in winzigen Mengen in allen Gesteinen in fein verteilter Form, unabhängig von chemischen Beziehungen. Nach Erosion des Gesteins formt es sekundäre Mineralien durch Verbindung, vornehmlich mit Kalium, Natrium, Ammonium, Calcium oder Silber. Infolge der großen Löslichkeit seiner Salze gelangt es rasch in die Hydrosphäre, vor allem in die Ozeane. Die Luft in der Nähe von Ozeanen enthält 0,4 Gramm Jod im Liter. Bestimmte Mineralquellen, die in Verbindung mit Salzablagerungen früherer Ozeane stehen, enthalten einen hohen Prozentsatz an Jod.

Die Biosphäre hat eine große Affinität zu Jod. Aus den zwei Milligramm des Elementes, enthalten in 1 Liter Meerwasser, absorbieren extrahierend gewisse Meerespflanzen, wie Seetangs, Seefächer, Kelp und besonders Schwämme selektiv bedeutende Mengen von Jod, ähnlich wie Korallen, Kalk, Radiolarien Kieselsäure selektiv an sich ziehen. Schwämme kommunizieren durch zahllose Poren und Kanäle mit dem Seewasser, Jod bis zu einer Konzentration von 14% extrahierend, und zwar in dieselbe Form es verwandelnd, in der es im Blutserum vorkommt, als Dijodotyrosin. Ähnlich wie der Schwamm Jod vom Meerwasser extrahiert, extrahiert die schwammähnliche Schilddrüse mit ihren zahlreichen Adern Jod aus dem Blutserum, 15 Milligramm in seiner physiologisch aktiven Form, Dijodotyrosin und Thyroxin enthaltend.

Da Jod in der unorganischen Welt allgegenwärtig ist, erhält es der menschliche Organismus von zahlreichen Quellen, doch hauptsächlich durch das Wasser und bestimmte Nahrungsmittel. Unter den letzteren sind Fische, Fischöle besonders reich an Jod, im Pflanzenreich die Wasserkresse. Wasser enthält gewöhnlich kleinste Jodmengen, besonders wenn es von eisenreichen Sedimenten kommt; hartes Wasser jedoch, aus kalkreichem Gestein kommend, besitzt wenig oder überhaupt kein Jod.

Im natürlichen Vorkommen besteht ein Gegensatz zwischen jodanziehenden Schwämmen und den kalkanziehenden Korallen und Muscheltieren. Im Organismus wird Jod nicht im Skelett und Zentralnervensystem gefunden, das dafür Kalk anzieht. Auf der physiologischen Ebene besteht ein Antagonismus zwischen den beiden Elementen in dem Sinne, daß Kalzium den Effekt von Thyroxin herabsetzt und daß Kalziumverabfolgung den Effekt von Jod auf die Schilddrüse neutralisiert. (Hepar ist homöopatisch Antidot zu Jod). Nach Ashoff und McCarrison ist eine Störung des Kalk-Jod-Gleichgewichtes Ursache des Kropfes. Der Antagonismus zwischen dem katabolisch wirkenden Jod, das den Metabolismus beschleunigt und Kalk, der von den formativen Organen angezogen wird, ist sehr deutlich in den einander entgegengesetzten Typen der Kalk und der Jodpersönlichkeit.

Physiologie und Pharmakologie

Der menschliche Körper enthält 20—50 Milligramm Jod, vor allem in der Schilddrüse konzentriert; dann folgen in Ordnung ihres Jodgehaltes die vordere Hypophyse, Ovar (besonders das Corpus luteum) und die Nebennieren; schließlich die Lymphdrüsen, Haut, Parotis, Magen und Milchdrüsen. Die meisten Körperflüssigkeiten enthalten Jod in anorganischer Form. Es wird durch Urin, Schweiß, Stuhl und durch die Nasensekrete ausgeschieden. Der Jodgehalt des Blutes ist im Sommer höher als im Winter, auch höher in der Pubertät und während der Menstruation. Gefühle von Furcht und Schreck, spontan entstanden, oder auch durch Hypnose hervorgerufen, können den Jodgehalt des Blutes bis zu 100% erhöhen. Das Basedowgesicht hat den typischen Ausdruck der Furcht und von Schreck, charakteristisch auch sonst für den Jodtypus.

Der für Jod typische, grundsätzliche Effekt ist die katalytische Beschleunigung der Oxidation, durch seine Wirkung auf die Schilddrüse. Das Jod erscheint hier gebunden als Thyroxin und Dijodothyrosin, den beiden organischen Jodverbindungen des Organismus. Die Schilddrüse reagiert gegen kleine Dosen von Jod mit Retention und gegen große Dosen mit gesteigerter Sekretion von Jod. Bei Hypothyreoidimus ist die Jodkonzentration niedrig und die Drüse ist weniger fähig, Jod aufzunehmen als im normalen Zustand. Bei Hyperthreoidimus besteht eine Jodverringerung in der Drüse infolge Verminderung ihres Kolloidgehaltes, und ein Jodanstieg im Blut infolge von Hypersekretion der Drüse. Dieser Zustand des Hyperthyreoidimus ist klinisch charakterisiert durch „vermehrte Pulszahl, Gewichtsverlust trotz vermehrtem Appetit und Überempfindlichkeit gegenüber Wärme bei erhöhter Toleranz von Kälte" (Salter). In dieser Beschreibung ist das homöopatische Jodbild leicht zu erkennen. Die Wirkung der Verabreichung von Jod in kleinen Mengen bei Hyperthyreoidimus besteht in einer Umkehr des Abflusses von Schilddrüsenhormonen, resultieren in Vermehrung des Jodgehaltes in der Schilddrüse und Verminderung desselben im Blut. Die von Plummer inaugurierte Behandlung der Thyreotoxikose ist, ohne Wissen des Autors, Homöopathie. Experimente von Chaikoff, Rosenfeld, Morton zeigten ebenfalls den hemmenden Effekt von kleinen und anorganischen Joddosen auf die Bildung von Thyroxin und Dijodothyrosin. So erscheint Jod als der regulierende Faktor der Schilddrüsentätigkeit. Kleine Dosen Jod haben den entgegengesetzten Effekt von großen Dosen, und ein Zustand von Hyperthyreoidismus, ähnlich den Symptomen erzeugt durch Jod, können therapeutisch von Jod in kleinen Dosen beeinflußt werden, so die Homöopathizität des Effektes bezeugend.

Neben den spezifischen Wirkungen auf die Schilddrüse erweist sich ein pharmakologischer Effekt von Jod auf verschiedene Organe. Kleine Joddosen, einer fünften bis achten Dezimalpotenz entsprechend, erweitern die Blutgefäße und vermindern den Blutdruck; große Dosen haben den umgekehrten Effekt. Die Magensekretion ist vermehrt, die Bronchialmuskeln, wenn spastisch, erweitern sich unter dem Einfluß von Jod. Jod fördert Wachstum, wie erwiesen durch die Wirkung von Thyroxin auf Kaulquappen. Der charakteristische Jodtypus, besonders bei Kindern, ist das aufgeschossene, magere Kind. Diese Magerkeit ist das Resultat von vermehrter Oxidation des Eiweißes und besonders des subkutanen Fettpolsters.

Vermehrte Oxidation, Beschleunigung des Stoffwechsels und aller Lebensprozesse ist der Schlüssel zur Erkenntnis der physiologischen Wirkung des Jodes und seiner organischen Verbindungen. Es wirkt im Organismus gewissermaßen als Blasebalg, der den Prozeß der Oxidation anbläßt, den Prozeß der Verbrennung, dessen Ende allgemeine Atrophie ist.

Pathologie

Jod hat einen ausgesprochen toxischen Einfluß auf Schleimhäute und Serosa. Es produziert trockenen Katarrh, gefolgt von fibrinöser Exsudation und Formation von Pseudomembranen und Adhäsionen. Die Sekretionen sind im Beginn wässerig, scharf infolge des Mangels an Schleimsekretion, verursacht durch die atrophierende Wirkung von Jod auf die Schleimdrüsen; das Endresultat ist atrophischer Katarrh mit der charakteristischen wäßrigen, scharfen Absonderung. Wenn der reizende Einfluß von Jod weiterschreitet, wird aus der serösen eine fibrinöse Entzündung. Es gibt hier im allgemeinen keine Bildung von Schleim und Eiter wie bei gewöhnlicher Entzündung, wieder wegen des atrophierenden Einflusses von Jod auf die Hauptelemente der Entzündung, die Leukozyten. Die Leukozyten verhindern im normalen Laufe einer Entzündung die Bildung von Fibrin durch proteolytische Fermente, die sonst das Fibrin auflösen. Daher ist die für Jod typische Entzündung charakterisiert durch Exsudate, reich an Fibrin, das koaguliert und zur Bildung von Pseudomembranen und Adhäsionen führt. Der allgemein atrophierende Charakter von Jod führt so im Feld der Entzündung zum atrophischen Katarrh.

Wie auf der Oberfläche produziert Jod auch im Innern der Organe ähnliche chronische Entzündungen. Auch hier kommt es nicht zur Eiterbildung, sondern zur Bildung von Fibrin und wenigzelligen Elementen. Das Fibrin bildet ein Netz, innerhalb dessen Histiozyten und Riesenzellen und nur wenig Leukozyten sich befinden, eine als Granulom bezeichnete, ebenfalls „trockene" Entzündung. Diese Form ist charakteristisch für Jod und zeigt dieselben Zeichen von „atrophischem Katarrh" wie die Schleimhäute.

So ist es charakteristisch, daß Jod eine spezifische Beziehung zu allen jenen Krankheiten hat, deren Pathologie sich durch fibrinöse Exsudation und Entzündung auszeichnet: Krupp, Diphterie, Pneumonie und adhäsive Prozesse von Synovia wie Serosa. Ebenso charakteristisch daher auch seine Beziehung zu Krankheiten, die mit Bildung granulöser Entzündungsform reagieren, wie Tuberkulose, chronischer Rheumatismus mit den pathogonomischen Aschoff'schen Knötchen, Syphilis mit ihren

148

Gummas, Aktinomykose, Blastomykose, alles Formen, die auf Jod reagieren.

Andere Formen chronischer Entzündung, empfänglich für die Wirkung von Jod, führen nach Bildung von fibrösem Gewebe zu nachfolgender Schrumpfung und schließlich Athrophie, wie die zirrhotischen Prozesse.

Die typische Pathologie von Jod, sowohl an der Oberfläche als auch im Innern der Organe, hat überall atrophischen Charakter. Der Verlauf dieser Prozesse, wenn akut, ist rapid, gekennzeichnet durch Beschleunigung aller pathologischen Vorgänge. Bei chronischen Erkrankungen hat Jod ebenfalls einen beschleunigenden Einfluß, der zu rapider Auflösung der pathologischen Produkte, wie Gummas und verschiedener Granulome führt.

In seinem allgemeinen Einfluß auf den Organismus ist Jod charakterisiert durch beschleunigte Oxidation, die zu Abmagerung und schließlich zu einem Zustand allgemeiner Atrophie führt, die sich in der Jodkachexie äußert.

So geht durch das ganze Bild der Jodpathologie die identische Tendenz. Sowohl in seinem allgemeinen Einfluß auf den Organismus als in seinem speziellen Effekt auf Organe drückt sich Beschleunigung aller Lebensprozesse aus, schließlich zur Atrophie führend.

Persönlichkeitstyp

Rapide Beschleunigung des Lebenstempos charakterisiert den Jodtypus. Dessen äußere Manifestation ist ein magerer, pathologisch sogar hager abgemagerter Körper, ein Gesichtsausdruck, der ängstliche Erwartung widerspiegelt. Dieser Typus ist rastlos, dabei oft schwach, niemals sich wohlfühlend, wenn nicht in Bewegung; ängstlich und irritabel; leidenschaftlich und heftig; voll irrationaler Impulse, die ihn zum Rennen treiben, Dinge zu zerreißen, Gewalttätigkeiten zu begehen. Ein irrationaler Drang sich zu bewegen und zur Beschleunigung drückt sich in allen Zügen dieses Typus aus. Der Stoffwechsel ist beschleunigt, Gedanken, Bewegungen, Handlungen sind rapid aufeinanderfolgend und impulsiv. Diese lebensverzehrende Überaktivität bringt mit sich Furcht, Reizbarkeit von einfacher Nervosität bis zu manischen Zuständen. Die vermehrte Oxidation bewirkt, daß Hitze unerträglich und ein mehr oder minder intensives Verlangen für Kälte vorhanden ist. Immer hungrig fühlt sich der Jodtyp immer besser durch Essen, da die beschleunigten Oxidationsprozesse Körpersubstanz in erhöhtem Maße aufbrauchen. Trotzdem magert der Körper ab. Alle pathologischen Prozesse haben einen rapiden Verlauf. Schließlich folgt Erschöpfung, Furcht und Verdächtigung anderer, sogar des eigenen Arztes; Melancholie, Gedächtnisschwäche, geistige und körperliche Erschöpfung, Selbstmordgedanken als Ende einer generellen „Atrophie" dieser ausgebrannten Persönlichkeit.

Beschleunigung auf allen Ebenen ist der Beginn, Atrophie überall das logische Ende dieses Lebensprozesses.

Der Zyklus von Jod

Jod ist in sehr geringen Mengen allgegenwärtig in Gestein und Boden, von wo es von Pflanzen aufgenommen wird und in Konzentrationen unter einer D5 wachstumsstimulierend wirkt. Aus dem festen Boden ausgeschwemmt erreicht es die Meere. Hier konzentriert es sich in der Biosphäre von Plankton und der gesamten Meeresvegetation durch selektive Absorption in größerer Menge als irgendwo sonst. Die zugrundegehenden Mengen von Tang und besonders Schwämmen entlassen wieder das Element, das von Wind und Wolken getragen, im Regen wieder zum Boden zurückkehrt.

Die enorme Menge von Tang und von schilddrüsenähnlich geformten Schwämmen mit ihrem Dijodothyrozingehalt, die die Ozeanränder umgeben, spielen die Rolle eines Regulators des Jodmetabolismus im Haushalt der Erde, wie eine gigantische Schilddrüse im Organismus der Natur, die Jod aufspeichern und entlassen, zu seiner Rolle als dem Regulator des Tempos des Lebensprozesses.

Sepia

Sepia, eine Ausscheidung des Tintenfisches, ist in seiner Wirkung niemals zureichend erklärt worden. Jedoch geht durch das Arzneibild auf den drei Erscheinungsebenen — dem klinischen Bild, dessen kausalphysiologischer Verursachung und dem Naturbild — ein alles verbindender Zug, der zu einer Erklärung hinführt.

Das gesamte klinische Bild kann in dem einen Begriff der „*Ptosis*" zusammengefaßt werden. Wir sehen vor uns ein physisches, emotionelles, intellektuelles Bild der „Ptosis", der Erschlaffung, eines Herabsinkens; herabsinkende Augenlider, ein schlaffes Gesicht, ein Absinken des Abdomens, des Uterus, eine allgemeine Tendenz des Hinsinkens bis zur Ohnmacht; Denkmüdigkeit, Mangel an Konzentration, schlechtes Gedächtnis, Abneigung gegen Arbeit und gegenüber der eigenen Beschäftigung charakterisieren den gleichen Zug in der geistigen Sphäre. In der Gemütssphäre zeigt sich der gleiche Zug, hier einer emotionellen „Ptosis" durch Niedergeschlagensein, Trauer, Depression, Weinen oft ohne zureichenden Grund. Der allgemeine Zustand der Müdigkeit bis zur Erschöpfung erweist sich auf dem geistigen und seelischen Gebiet als Mangel an Teilnahme bis zur Gleichgültigkeit.

Physisch findet sich ein charakteristisches Gefühl eines „Balles" oder „Klumpens" in inneren Organen, im Schlund, Abdomen, Rektum; es dürfte zurückzuführen sein auf Erschlaffung tubulärer Organe, die, so erweitert, solches Klumpen oder Ballgefühl hervorrufen. Erschlaffung der Ligamente und des Mesenteriums führen im Abdomen zu den Symptomen „wie wenn die Eingeweide zu einem Klumpen zusammengezogen würden" und dem Gefühl eines „Klumpens im Bauch".

Der „ptotische" Zustand führt im Bereich der Zirkulation zu venöser Stauung, Schweregefühl in den Beinen, mit dem Bedürfnis, sie hochzulegen, irregulärer Zirkulation mit Kongestionen. Auch der Stoffwechsel ist gewissermaßen „ptotisch"-träge, der Urin zeigt vermehrte Ablage von Harnsäurekristallen, die Absonderungen wie Schweiß, Urin, Sputum werden in diesem allgemeinen Stagnationsprozeß in hohem Maße übelriechend.

Es geht ein Zug des „Heruntersinkens" vom Seelischen und Geistigen bis zum Vorfallgefühl des Uterus durch das ganze Arzneibild von Sepia.

Erklärlicherweise ist Sepia besonders ein Frauenmittel, wenn auch, entsprechend Symptomen, bei Männern angezeigt, da der Zustand des „Ptotischen" bei Frauen mit ihren weicheren Geweben häufiger eintreten kann. Kent spricht besonders von einem Typ mehr groß gewachsener Frauen mit schmalem Beckengürtel, ein mehr maskuliner Typ, manchmal mit leichtem Flaum an der Oberlippe, verursacht durch einen endokrinen Einfluß, auf den später eingegangen werden soll. Sepiafälle sind besonders Personen mit eher dunkler Hautfarbe, mit gelblichen oder bräunlichen Gesichtsflecken. Die bräunliche Verfärbung über Nasensattel und Wange ist oft eine in das Gesicht geschriebene Diagnose des Sepiatypus. So leitend eine Typenbeschreibung sein kann, ist doch die jeweilige charakteristische Symptomatologie das Entscheidende.

Psychisch ist der Sepiapatient schwer ansprechbar, mehr in sich verschlossen, indifferent seiner menschlichen Umwelt gegenüber, was sich sogar auf die eigene Familie und die besten Freunde erstreckt, entweder nur mit seinen eigenen Problemen befaßt oder sogar diesen gegenüber müde und gleichgültig, auch seiner Beschäftigung gegenüber. Es ist ein seelisch „ptotischer" Zustand der Interessenlosigkeit. Niedergeschlagen, wie er ist, öffnet er sich nicht leicht in der Erzählung seiner Beschwerden, bricht aber dann in Tränen aus. Er sieht sich und seine Krankheit in trübem Licht, und diese allgemeine seelische „Ptose", dieses Niedergedrücktsein kann bis zu Selbstmord-Ideen führen. Es besteht der Wunsch, allein zu sein, Abneigung gegen Gesellschaft, bei gleichzeitiger Furcht vor Alleinsein. Die allgemein gefühlte Schwäche führt zu Überempfindlichkeit, die sich auf alle Sinne erstreckt: das Ohr überempfindlich gegen Geräusch, die Nase gegenüber Gerüchen, so daß der Geruch von Speisen schon Übelkeit erregen kann; die allgemeine Schwäche führt zu Reizbarkeit, bis zur Aggressivität.

Die intellektuellen Fähigkeiten sind in gleichem Maße geschwächt, Auffassung, Denken, Konzentration wird zur Anstrengung, der Gedankenfluß ist verlangsamt, das Sprechen zögernd, so daß Worte herausgezogen werden müssen.

Logischerweise verhalten sich alle Modalitäten entsprechend dieser allgemeinen Symptomatologie. Energische Bewegung hat durch Stimulierung einen verbessernden Einfluß gegen diesen ptotischen Zustand; Ruhe, Sitzen, der relaxierende Einfluß einer Mahlzeit wirken verschlechternd. Obwohl empfindlich gegen Kälte, wirkt kühle Luft erfrischend, dagegen die schwere Luft vor Gewittern verschlechternd. Während der ptotische Zustand des Magens Fett, gekochte Milch nicht verträgt, wirkt alles Saure anregend. Ebenso wirken logischerweise Aufregungen jeder Art, geistige und körperliche Überanstrengung, sexuelle Exzesse, Menstruation, verschlechternd. Der Morgen findet diesen Patienten zu müde zur Arbeit, der Abend übermüdet; so sind dies die logischen Verschlechterungszeiten.

Die physiologische Ursache dieses Typus und die krankhaften Erscheinungen desselben müssen wir im Gebiet des Endokrinen suchen.

Sepia, die Ausscheidung des Tintenfisches, ist im wesentlichen Melanin, das verbreitetste Pigment des Organismus. Für ein besseres Verständnis der therapeutischen Wirkung von Sepia müssen wir daher die physiologischen und pathologischen Prozesse studieren, zu denen Melanin in Beziehung steht.

Zunächst vom chemischen Standpunkt betrachtet ist Melanin eine schwefelenthaltende Verbindung. In der Ausscheidung des Tintenfisches beträgt der Schwefelgehalt bis zu 12%. Diese Tatsache erklärt zum Teil die zirkulatorischen Symptome, Kongestion, venöse Stase, Leber- und Hautsymptome, so ähnlich den Schwefelsymptomen. Beide Mittel haben abwechselnd heiße und kalte Hände und Füße, nächtliches Brennen der Sohlen, Hitzewallungen mit Schweißausbrüchen, sauer riechenden Schweiß. Beide Mittel zeigen große Reizbarkeit, schlechtes Gedächtnis, Konzentrationsschwäche, Abneigung gegen Arbeit. Bei beiden Mitteln findet sich große Kreuzschwäche, besser von Unterstützung mit den Händen und besser von Bewegung. Das Leere- und Ödegefühl im Magen, der nagende Hunger, das Verlangen nach Saurem und Essig ist beiden Mitteln gemeinsam. Bei beiden findet sich Druck, Völlegefühl und Stechen in der Lebergegend, hartnäckige Verstopfung und Hämorrhoiden. Der üble Geruch der Absonderungen, von Schweiß und Urin ist bei Schwefel wie bei Sepia charakteristisch. Das Verlangen nach frischer Luft, die Besserung durch Bewegung und durch Wärme sind ebenfalls gemeinsame Modalitäten. Die zahlreichen Hautsymptome bei Sepia zeigen die Verwandtschaft zum Schwefel. Die alten Homöopathen betrachteten schon Schwefel und Sepia als Antidote und Nash fand, daß Sepia näher zu Schwefel steht als jedes andere Mittel.

Vom Endokrinen her findet sich eine überraschende Ähnlichkeit des Sepiabildes mit den Hautsymptomen von Nebenniereninsuffizienz. Man findet bei dieser die charakteristische Pigmentablagerung mit bräunlicher Verfärbung und Fleckenbildung im Gesicht, körperliche Schwäche und Ermüdung, herabsinkende Lider, Erschlaffung der Haut, der Muskulatur, heftige Kopfschmerzen, Menstruationsstörungen, Menorrhagie oder Ausbleiben der Periode, Herabsetzung des Geschlechtstriebes, der Potenz, Ohnmachtsneigung, besonders bei aufrechter Haltung, im Bereich des Psychischen geistige Müdigkeit, Gedächtnisschwäche, Reizbarkeit bei gleichzeitiger Apathie. Frühe Symptome von Addisonismus sind oft Abneigung gegen Fett, Übelkeit oder Erbrechen bei Ansicht oder von Geruch von Speisen, oder schon beim Denken an Speisen. All dies sind auch klassische Sepiasymptome.

Es gibt noch ein anderes Syndrom adrenal-kortikaler Funktionsstörung, das sich in Virilismus äußert. Es sind Erscheinungen der Maskulinisierung bei der Frau, wobei die Körperkonturen maskulinen Charakter annehmen, mit breiten Schultern und engem Beckengürtel, Erscheinen eines Schnurrbartes, ganz wie jener andere Sepiatyp, den Kent schildert. Frigidität, „Abneigung gegen das andere Geschlecht" sind Sepiasymptome, wie sie auch beim Virilismus als adreno-kortikale Störung vorkommen.

In Berücksichtigung all dieser parallelen Symptologie erscheint es berechtigt, die Sepiasymptome auf der Basis adrenaler und adreno-genitaler Dysfunktion zu erklären. Von Interesse in diesem Zusammenhang ist auch, daß Natrium muriaticum das zu Sepia komplimentäre Mittel ist, und daß andererseits der Kochsalzmetabolismus bei adrenaler Insuffizienz gestört ist.

Nun leitet sich Melanin nach Bloch wahrscheinlich von Dioxyphenilalanin ab, das durch Oxydation vermittels des Enzyms Tyrosinase in Melanin verwandelt wird und als Vorläufer des Adrenalins ähnlich strukturiert ist. Bei adrenaler Insuffizienz kommt es, wie beim typischen Sepiafall, zu einer vermehrten Pigmentation durch Ablagerung von Melanin. So erscheint Melanin in vieler Hinsicht mit der Nebennierenfunktion in Zusammenhang zu stehen. Die Wirkung von Sepia mit seinem einer Ne-

154

benniereninsuffizienz so überraschend ähnlichen klinischen Bild erscheint als Einwirkung des potenzierten Melanins auf die Nebennierenfunktion.

Rufen wir uns noch einmal das Gesamtbild von Sepia vor Augen, die allgemeine Ptosis, physisch ein Zurückfallen der Organe von ihren Aufhängestellen, psychisch ein defensives Sichzurückziehen der Person von Gesellschaft, Familie, Beruf, ein Zurückziehen auf sich selbst, ein seelisches Verbergen der Emotionen, ein Maskieren der Gefühle, die alle zum „Ptotischen", zum Depressiven neigen. Es ist der psychologische Typus des Introvertierten.

Als einprägsames Naturbild mag die Erscheinung des Tintenfisches dienen. Als freischwimmendes Weichtier verletzlich, entwickelte er als Schutz eine außergewöhnliche Rückzugsmethode: seinen Mantelsack mit Wasser füllend, schießt er die Flüssigkeit durch einen Siphon aus und bewegt sich so mit großer Geschwindigkeit nach rückwärts. Gleichzeitig verbirgt er sich durch Ausstoßen des schwarzen Tintensaftes, der auch eine den Angreifer täuschend maskierende Scheinform bildet. In gleichem Sinne des Schutzes durch Verbergen dienen die zahlreichen melaninhaltigen Chromatophoren in den äußeren Schichten der Sepia, die sich jeweils der Umgebung täuschend anpassen.

Die Sepiawirkung und das Sepiabild beruhen auf der vereinten Wirkung von Schwefel und auf der Einwirkung des Melanins auf Nebenniere und Ovar bei dem psychologischen Typus der introvertierten Persönlichkeiten.

Lachesis

Bild der Schlange, Bild der Arznei

In der Erfassung des Wesenhaften der Schlange leuchtet bereits auf das Wesenhafte des Wirkungsbildes ihres Giftes. Jenseits der Integration von Naturbild und Arzneibild wird hier das auch heute noch in der Morphogenese anerkannte „Loi de Balance" (Gesetz des Gleichgewichtes) von Geoffroy St. Hilaire, von Goethe gleichzeitig als Gesetz der Kompensation ausgesprochen, angewendet. Dieses Gesetz besagt, daß das Verschwinden eines Organs oder einer Organfunktion im Laufe der Evolution zur Formation eines neuen Organs oder einer neuen Organfunktion führt.

Im weiteren Sinn bedeutete dies eine Erweiterung des Grundgesetzes der Erhaltung der Energie auf das Gebiet der Welt des Lebendigen, so daß es nun erscheint als das universale Gesetz der Natur.

Das instinktive, primitive, erste Gefühl beim Menschen beim Erblicken einer Schlange ist Widerwillen, gemischt mit Furcht. Abscheu verbleibt, wenn nicht überschattet von Interesse, vor allem des Naturforschers, auch wenn die Schlange als harmlos erkannt wird. Es gibt kein anderes Lebewesen, fähig solche Gefühle zu erzeugen, niemals bewußt analysiert, aber instinktiv, gefühlsmäßig persistierend mit jedem Alter, jeder Rasse, jeder Zeit. Die entgegengesetzte Haltung von Verehrung, bei Primitiven und in alten Mythen und Religionen — aus einer oberflächlichen „Ähnlichkeit" sie zum Sinnbild des „Phallischen", damit weiter des „Schöpferischen", als sich Häutende, der „Wiedergeburt" machend — ist Ausdruck einer unbewußtprotektiven Haltung der Psyche gegen das ursprüngliche Gefühl von Furcht und Abscheu. Das Wesen der Schlange ist anderer Art.

Alle Schöpfung beginnt und endet mit ewig wechselnden Formen, mit „Gestalt", der organischen Integrierung einer mannigfaltig gestalteten Einheit. Kristall, Pflanze, Tier und Mensch erscheinen in einer endlosen Mannigfaltigkeit von Gestalten.

Nur die Schlange ist, vor allem unter den höheren Gestalten der Wirbeltiere, denen sie angehört, im Vergleich zu der gegliederten Vielfältigkeit aller anderen höheren Gattungen formlos. Der Verlust der Extremitäten, die noch ihren nächsten Verwandten, den Echsen, eine oft graziöse Erscheinungsform verleiht, produziert die einförmige, dahinschleichende,

157

in der Erscheinung schon allem Gestalteten entgegengesetzte Form der Schlange.

Der Mensch, der sogar in die physische Natur ein Gefühl, das des „horror vacui", projiziert, empfindet unbewußt den Verlust jeglicher Form als „horror". „Horror" ist auch das ursprüngliche, instinktive Gefühl des Menschen gegenüber der Schlange, der „horror" vor dem „Formlosen"; es ist die, ihres Grundes sich nicht bewußte Abscheu gegenüber der im Verhältnis zu allen anderen Formen formlosen Schlange, hinter deren „Formlosigkeit" sich als deren „funktioneller Ausdruck" die Fähigkeit zur radikalen Vernichtung aller lebendigen Form verbirgt. Die Schlange, giftig oder ungiftig, verschlingt ihr Opfer immer als Ganzes und ihr außerordentlich scharfer Magensaft löst sogar Haare, Zähne und knöchernes Skelett vollkommen auf — nichts, was Form verleiht, verbleibt. Das Gift der Schlange, in das Gewebe eindringend, verwandelt an der Bißstelle das Gewebe durch proteolytische Enzyme in formlose Masse, und noch im Tode verwest der Körper ihres Opfers rascher als dies normal der Fall ist.

Das Gift der Schlange ist ursprünglich ein Produkt der Spezialisierung der Speicheldrüsen, die eine in verschiedenen Schlangenarten in verschiedener Weise vorhandene Mischung von Neurotoxinen, blutkoagulierenden, hämolytischen, kardiotoxischen, zytolytischen, proteolytischen Wirkstoffen enthalten. Der erste Effekt, an der Schlangenbißstelle, zeigt sich in Auflösung der Gewebe, schließlicher Gangrän, die zur Auflösung aller Form führt, zur Desintegration.

In der Lachesisprüfung drückte ein Prüfer unwissentlich aus, was das zentrale „Thema" der Wirkung der Schlangenvergiftung darstellt, seine Empfindung mit folgenden Worten beschreibend: „Gefühl, als ob der Körper von einer überwältigenden, desintegrierenden Tendenz erfaßt wäre, mit dem Gefühl des Sinkens aller Kräfte."

Ihrer Entwicklung entsprechend ist die Schlange selbst das Produkt eines „desintegrierenden", regressiven Prozesses innerhalb der Entwicklung der Vertebraten. In ihrer anatomischen Struktur sind alle paarweisen Organe auf der linken Seite in ihrer Größe reduziert, die linke Lunge manchmal vollkommen abwesend. Ihre Sinnesorgane sind degeneriert, das Auge kann anscheinend nur die Bewegung eines Objektes sehen, das Ohr hat seine akustische Hörfunktion verloren und ist tatsächlich nicht mehr als ein Organ, das auf Berührung, nämlich die geringsten Vibrationen des Bodens reagiert. Nur die primitivste Sinnesempfindung, die Berührungsempfindung, ist hochentwickelt, wodurch die Schlange auch mit dem Körper der geringsten Vibration des Bodens gewahr wird. Auch der Geruchssinn ist in gewissem Sinne zu einem auf Berührung reagierenden Organ geworden; die stets in Bewegung befindliche Zunge führt winzige Teilchen in der Luft einem spezialiertem Organ im vorderen Teil des Gaumens zu, der mit dem Geruchsnerv verbunden ist. Der einzige Teil des Körpers, der nicht an diesem regressiven Prozeß teilhat, ist der gesamte Verdauungtrakt: Mund, Rachen und das Verdauungsrohr, jene Teile, die der „Formzerstörung" dienen. Durch bewegliche, anatomisch separierte Teile der Kieferknochen, die durch elastische Ligamente miteinander verbunden sind, kann die Mundöffnung bis zu fast 180 Grad geöffnet werden und der Rachen ist so erweiterbar, daß z. B. eine Boa eine ganze Antilope im Gewicht von 30 — 70 Kilogramm verschlingen kann.

Alle Bewegungen der Schlange, die willkürlichen der Vorwärtsbewegung wie die unwillkürlichen des Verdauungstraktes, bestehen in rhythmischen Wellen muskulärer spastischer Zusammenziehungen, gefolgt von Entspannung des Muskelspasmus. Konstriktion und Erschlaffung sind die grundsätzlichen Ausdrucksformen in der Bewegung der Schlange.

Mit lidlosen, daher immer offenen Augen, beobachtet die Schlange gewissermaßen „mißtrauisch" bei Tag und Nacht jede Bewegung eines Objektes, immer wachsam für ein Opfer oder einen Feind. Ohne Bewegungsorgane, ohne Mahlzähne, liegt ihre ganze Kraft in den Giftzähnen und der stark entwickelten Muskulatur des Schlundes. Die Schlange ist grundsätzlich ein Tier der Nacht, in der sie auf Jagd geht. Sie ist überempfindlich gegenüber Extremen von Hitze und Kälte, geht zugrunde, wenn zu lange der Sonne ausgesetzt. Zur Brunstzeit kämpft das männliche Tier eifersüchtig gegen seinen Mitbewerber.

Die Schlange ist in ihrer Evolution fundamental charakterisiert durch zwei einzigartige Entwicklungen: das Verschwinden der Extremitäten und das Erscheinen der Giftdrüsen. Diese produzieren das stärkste aller Tiergifte, eines der stärksten Gifte überhaupt.

Das fundamentale Naturgesetz, das der Erhaltung der Energie, besagt, daß die Summe der Energie in jedem physikalisch-chemischen System konstant bleibt; wo immer eine Form von Energie verschwindet, tritt eine andere Energie in entsprechender Menge auf. Wir müssen annehmen, daß solches Fundamentalgesetz der Natur, das gesamte physische Universum umfassend, in gewisser Hinsicht Geltung für die gesamte Natur hat, die Sphäre des Lebens miteinschließend. In solchem Falle muß, auf das Gebiet biologischer, formativer Energien bezogen, das Verschwinden der Bewegungsorgane — dieses evolutionäre Verschwinden der „motorischen" Energie, die den Extremitäten innewohnt — einen Bezug haben auf das neue Auftreten der Giftdrüsen im Laufe der Entwicklung. Die nächsten Verwandten der Schlangen, die mit Extremitäten versehenen Echsen, haben keine Giftdrüsen. Es gibt unter ihnen nur eine einzige Ausnahme, das Gila Monster, Heloderma horridus, und hier ist es signifikant, daß sich diese Echse von den schnellfüßigen übrigen Echsen durch eine enorme Langsamkeit und Ungeschicklichkeit in seinen Bewegungen auszeichnet und so eine Verminderung der biologischen Energie, die den Extremitäten innewohnt, anzeigt. Bei den Schlangen scheint diese motorische Energie, die sonst in der Bildung von Extremitäten zum Ausdruck kommt, als verschwunden, während ein Teil der Speicheldrüsen sich in energetisch hoch aktive Giftdrüsen verwandelt hat. Bis zu einem gewissen Grade ist der Speichel auch der sogenannten ungiftigen Schlangen, wenn auch nur schwach, giftig. Die Ausnahme sind die Boas und Phytons, und es erscheint im Lichte unserer vorhergehenden Betrachtung höchst charakteristisch, daß diese Schlangen, als einzige, Rudimente eines Beckengürtels und von anschließenden Hinterbeinen, horniger Auswüchse am Hinterende der Schlange, zeigen. Es erscheint, daß die biologische Energie im Laufe der Entwicklung den Extremitäten entzogen, transformiert wurde in die hoch konzentrierte chemische Energie, enthalten in der Giftdrüse. Diese, als Angriffs- und Verteidigungsorgan, gibt ihr die Möglichkeit, sich sowohl eines Opfers als Nahrung zu bemächtigen, als sich zu verteidigen, und ersetzt so in gewissem Sinne die Funktion der Extremitäten. Die Schlange bewegt sich allein durch Vor- und Seitwärtsbewegungen, ermöglicht durch rhythmische Kontraktionen der Körpermuskulatur.

Aber noch in dieser transformierten Form erscheint die spezifische Beziehung zur Bewegung, ja zu allem, was sich im Körper bewegt, ent-

160

halten, und macht in dieser Beziehung die Wesenheit der Wirkung des Schlangengiftes aus. Ob Effekt des Giftes, ob Wirkung des Heilmittels, in seiner Gegensätzlichkeit nach dem Grade der Konzentrierung oder Potenzierung, erscheint jene nach der Transformierung der Extremitäten nun im Gift aufscheinende Energie destruktiv oder stimulierend hinsichtlich aller Bewegung. In seiner Giftwirkung erzeugt es Stillstand aller Bewegung: die Extremitäten werden gelähmt, das Herz steht in systolischer Kontraktion still, die Bewegung des Blutstromes hört auf infolge von Thrombose, die Bewegung der roten Blutkörperchen selbst infolge Hämolyse, die weißen Blutkörperchen verlieren ihre amöboide Bewegungsfähigkeit, und Bewußtlosigkeit und Kollaps beenden schließlich alle Bewegung. In seiner potenzierten Form enthüllt das Gift der Schlange seine nun gewissermaßen befreite, ursprüngliche, der Fortbewegung dienende motorische Energie: gelähmte Extremitäten beginnen sich zu bewegen, Thrombosen verschwinden und der Blutstrom bewegt sich wieder, die weißen Blutkörperchen gewinnen wieder ihre Bewegungsfähigkeit und damit ihre phagozytäre und enzymatische Wirkung, die sie befähigt, Infektionen und septische Vorgänge zu bekämpfen. Auch in der Sphäre des Bewußtseins selbst erscheint der Bewegungsfluß der Gedanken angeregt, von erhöhter Belebung bis zur Geschwätzigkeit.

Alle Bewegungen der Schlange, die willkürlichen sowohl als die unwillkürlichen, bestehen in Wellen von Kontraktion, gefolgt von Relaxation, ob sie sich bewegt, ringelt oder schlingt und verdaut. Im menschlichen Körper ist Kontraktion und Relaxation Ausdruck der Funktion, vor allem der verschiedenen Sphinkter, des Schlundes, der Kardia, des Anus. Diese stellen auch besondere Angriffspunkte des Schlangengiftes dar. Das Gefühl eines Kloßes im Schlund oder eines „Balles in der Blasengegend" oder „als ob etwas im Magen und Bauch sich zu einem Ballen zusammenzieht" ist Ausdruck eines muskulären Spasmus, so ausgedrückt in der Sprache der Prüfung von Lachesis. Diese Empfindung erscheint klinisch, wenn auf nervöser Basis als globus hystericus, bei Infektionen der Tonsillen in gleicher Form, und wird als muskulärer Spasmus durch Schlucken von Festem gebessert, weil durch den Druck fester Substanz während des Schluckaktes gelöst, während Leerschlucken den Spasmus verstärkt — charakteristische Modalitäten von Lachesis. Bei der Schlange erreicht die spastische Funktion ihren Höhepunkt in der

Aktion des Schlundes; mit einer gewaltigen Kontraktion ihres Schlundes vermag die Schlange, die keine Beißzähne besitzt, ein Tier als Ganzes zu verschlingen. So ist auch im Prüfungs- und klinischem Bild von Lachesis der Schlund ein wesentliches Angriffsorgan. Auch sonst finden sich im Prüfungsbild von Lachesis überall Ausdrücke, die auf Spasmus, Kontraktion hinweisen: „Spannender Schmerz am Kopf", „Empfindung, als ob das Haar enge zusammengezogen sei", „zusammenziehender Schmerz innerhalb des linken Ohres", ferner überall im Bereich von Magen, Darm, Brust und Herz Sensationen, die in wechselnden Ausdrücken als Gefühl von Konstriktion wiedergegeben werden. So wiederholt sich im ganzen Körper die Grundbewegungsform der Schlange, der Spasmus.

Es gibt einige Schlangen, die, wenn in Gefahr, Blut aus ihrem Maul absondern, wobei die Augen eine tiefrote Farbe annehmen. Wahrscheinlich findet bei der Schlange überhaupt, im Augenblick des Angriffes oder der Verteidigung, eine plötzliche Kongestion zum Kopfe statt, um diesen, ihr eigentliches Angriffs- und Verteidigungsorgan, mit Blut zu versehen. Kongestive Kopfschmerzen, Hitzewallungen zum Kopf gehören zum typischen Lachesisbild. Wie die Schlange die zu enge gewordene Haut immer wieder abwirft, so wird im Lachesisfall nichts beengendes, besonders am Hals, vertragen. Hering, dem die Einführung von Lachesis zu verdanken ist, bekam bei der Verreibung des Giftes heftige Niesanfälle, was auch andere später beobachteten. Das Geruchsorgan der Schlange reagiert auf winzige in der Luft schwebende Partikel. Allergische Rhinitis, Heufieber durch Pollen ist eine typische Lachesisindikation, wenn die Lachesismodalitäten vorhanden sind.

„Schläft sich in die Verschlimmerung hinein", Verschlimmerung nach Schlaf ist eine der charakteristischen Modalitäten von Lachesis. Das alle Bewegung lähmende Gift der Schlange erscheint als besonders wirksam in jenem Zustand, der bereits einer physiologischen „Lähmung" gleichkommt, dem Zustand des Schlafes. Der hochentwickelte Berührungssinn der Schlange erscheint wieder in der Modalität „Verschlechterung durch Berührung". Ebenso wiederholt sich das Bild in der Modalität der Verschlimmerung durch Wärme und Unverträglichkeit von übermäßiger Sonnenhitze. Die linke Seite, in der Anatomie der Schlange unterentwickelt und so geschwächt, ist beim Lachesisfall die biologisch geschwächte und daher die vorzugsweise in Krankheit mehr betroffene Seite.

Die allgemeine Beziehung zu „Bewegungsenergie" zeigt sich auch in der Verschlechterung durch Unterdrückung des freien Flusses von Sekretionen und in der Besserung durch Wiederherstellung dieses Flusses. Unterdrückung des Menstrualflusses oder dessen normales Verschwinden im Klimakterium bringt Lachesissymptome hervor; Besserung tritt ein vom Wiedererscheinen unterdrückten Menstrualflusses, oder unterdrückter Milchsekretion, oder Besserung des Kopfschmerzes durch Nasenbluten, durch Schweißausbruch bei Infektionen.

Gleicherweise zeigt sich bei den Gemütssymptomen die Beziehung zur Bewegung, sei es durch Hemmung oder Enthemmung des Flusses der Gedanken und Gefühle. Die Prüfungssymptome bringen beides zum Ausdruck: „Indifferenz", „Abneigung zu sprechen", „Verlust des Interesses an der Arbeit", „Verlust des Gedankenflusses", „Gedächtnisverlust", „macht Fehler beim Schreiben und Sprechen", „allgemeine Traurigkeit", schließlich Bewußtseinsverlust überhaupt durch Ohnmacht, Delirium unter der Einwirkung des Schlangenbisses selbst. Auf der anderen Seite erscheinen verstärkte Bewegungsimpulse: „Vermehrter Gedankenfluß", „beginnt viele Dinge", „sitzt spät abends auf mit geistiger Arbeit", „vermehrte Vorstellungskraft", „eine Art von Ekstase", „Enthemmung des freien Ideenflusses", „ungewöhnlicher Drang zu sprechen"; dies mag zu einem Übersprudeln von Gedanken mit Springen von Gegenstand zu Gegenstand führen. Auch der Fluß der Gefühle und Stimmungen ist befreit: „leicht zu Tränen gerührt" oder „voll Humor und zum Scherzen geneigt", aber auch, wenn gereizt, Ausbruch von „Zorn über geringe Dinge". Auch in der sexuellen Sphäre ist Enthemmung ausgedrückt: „verstärkte Lust", „viele wollüstige Gedanken".

Der Persönlichkeitstyp, der besonders auf Lachesis anspricht, ist der seelisch gespannte Typ, der in einer Flut von Worten, von Gegenstand zu Gegenstand springend, sich entlädt; Mißtrauen ist häufig vorhanden, wie in der Prüfung: „glaubt sich mit Absicht von seiner ganzen Umgebung verletzt", „verbindet Haß- und Rachegefühle mit den unschuldigsten Begebenheiten", wird dadurch außerordentlich reizbar, streitsüchtig und zu Zornausbrüchen geneigt. Es ist eine Widerspiegelung der allgemeinen Modalität der erhöhten Empfindlichkeit in der Gemütssphäre. „Wahnsinn mit Eifersucht" findet sich in der Prüfung, wie sie anscheinend die um ihren Partner kämpfende Schlange beherrscht. Wie ein

Hypomanischer, außerordentlich lebhaft, voll von Ideen und überaktiv, kann die Person wie ein Zyklothymer wechseln zu tiefer Depression, Angst, Abneigung gegen jede Tätigkeit. Das Unbewußte dieser Persönlichkeit hat ebenfalls den Drang nach Enthemmung unterdrückter Inhalte, in der Prüfung ausgedrückt: „Ständige Träume", „lustvolle Träume", „laszive Träume", oder „Träume von Rache".

Hemmung von Bewegung und Auflösung des Gestalteten sind die Grundwirkungen des Schlangengiftes. So sind Lähmungen, und jene pathologischen Prozesse, die zur „Auflösung", Desintegration führen, alle septischen Erkrankungen, sei es lokaler Art oder Erkrankungen irgendwelcher Organe, die einen septischen Charakter annehmen, bei entsprechenden Modalitäten, das Feld der Lachesiswirkung. Hinzu treten „Bewegungshemmungen", wie in der Blutbahn Thrombosen — bei manchen Schlangen, wie Crotalus vornehmlich umgekehrt Blutungen — ferner Hemmung der Bewegung durch Spasmen oder Parese tubulärer Organe, wie des Magen-Darm-Traktes oder der Koronargefäße.

Leben ist, in allen seinen Manifestationen, aus sich selbst sich bewegende Gestalt. Das Gift der Schlange lähmt alle Bewegungen und löst alle Gestalt, zuerst an der Bißstelle, und mit der Ausbreitung des Giftes im Körper tritt allgemeine Desintegration ein, das Gestaltete wandelt sich im Gewebszerfall zum Formlosen. Die Arzneiprüfung schlägt das Thema an: „Gefühl, wie wenn der Körper von einer überwältigenden desintegrierenden Tendenz erfaßt würde". Potenziert wird das Gift zur in spezifischem Sinn entgegengesetzten Arznei.

Die Schlange, in ihrer nur schleichend sich bewegenden, extremitätenlosen, auf das geringste Maß reduzierten Gestalt, mit ihrem Bewegung und Gestalt vernichtenden Gift, ist Ausdruck alles Leben desintegrierender, zerstörender Kraft, instinktiv gefühlt und gefürchtet von Tier und Mensch.

Im Symbol des die Schlange tragenden Heilgottes, im Äskulapstab, enthüllt sich tieferem Blick das Geheimnis der Schlange. Die waagrecht am Boden dahinkriechende Schlange wird durch die Hilfe des ihr den Stab darbietenden Gottes in Umkehr ihrer Bewegung und Artung zum aufrecht sich bewegenden Tier, und in dieser Umkehr wird ihr tödliches Gift, in die vom Gotte dargebotene Schale träufelnd, zur rettenden Arznei.

Lycopodium

Vorbemerkung: Wissenschaft ist ohne vorhergehende oder begleitende denkerische Leistung nicht möglich. Das moderne wissenschaftliche Denken kommt von Descartes her. Folgend diesem ist der Versuch einer Analyse der bisher vollkommen ungeklärten Wirkung von Lycopodium gegeben. Ihm entgegengesetzt, aber zugleich komplementär, folgt eine Darstellung des Bildes von Lycopodium, die einem anderen, in sich selbst gleichberechtigtem Denken entspringt, das durch die Namen von Leibniz und Goethe gekennzeichnet ist.

Descartes (Diskurs über die Methode der Untersuchung):
„ ... jede der Schwierigkeiten, die ich untersuche, in so viele Teile zu teilen, als nötig für eine angemessene Lösung."

Die physiologische und Arzneiwirkung der in potenzierter Form erschlossenen Kräfte der Samenkapsel von Lycopodium clavatum beruhen auf den Inhaltsstoffen der Kapsel und daneben mineralischer Bestandteile der Kapselhülle. Der ölige Inhalt der Kapsel besteht aus einer Mischung von wesentlich 5 Fettsäuren: Öl-Palmitin-Linol-Stearin-Myristinsäure, daneben einige seltenere Fettsäuren; Alkaloide sind nur im arzneilich-homöopatisch nicht verwendeten Kraut, dagegen nicht in der Samenkapsel und deren Inhalt vorhanden. Die physiologische und Arzneiwirkung beruht daher neben den mineralischen Aschenbestandteilen, vor allem auf dem genannten Fettsäuregemisch.

In ihrer potenzierten Form wird dessen energetische Wirkung durch die im Potenzierungsprozeß bedeutend vermehrte Oberfläche und entsprechender Oberflächenaktivität erhöht. Die Beziehung der Fette und Fettsäuren zur Leber und zur Gallensekretion sind physiologisch und klinisch durch ihre Wirkung bekannt. Wir müssen daher bei der Arzneiprüfungswirkung von Lycopodium eine mikrotoxikologische „Leberbelastungsprüfung" im Sinne einer Störung der vielseitigen Leberfunktionen sehen, in der Arzneiwirkung in Potenz die Umkehrwirkung einer solchen. Hierfür sprechen deutlich zwei klinische Erfahrungen. Dr. Ernst Busse (Acta 1969/1) weist unter dem Titel „Ein Heilmittel gegen den septischen Ikterus" auf mehrere Fälle von septischem Ikterus hin, die durch die Anwendung von Adeps lanae C 5 innerhalb weniger Tage abheilten, Beobachtungen, die laut Autor, von Dr. Alexander Hermann in Kassel bestätigt wurden und welche auf ein altes Volksmittel zurückgehen. Dr. W. Witzel (Wiesbaden) behandelte zahlreiche Fälle von akuten und chronischen Erkrankungen der Leber und der Gallenwege sehr erfolgreich mit Injektionen von Adeps suillae in D6.

Die arzneiliche Wirkung von Lycopodium, die deutlich auf die Leber und damit auf die zahlreichen mit der Leber in Zusammenhang stehenden Stoffwechselfunktionen zielt, geht aber in ihrer konstitutionellen Wirkung und als großes Polychrest über die mehr lokale Leberwirkung hinaus. Hier müssen wir an das unserer Meinung nach für das Verständnis der homöopathischen Arzneiwirkung grundlegende Experiment von Lendel an der Klinik Biers anknüpfen, der zeigen konnte, daß homöopathische Sulfurgaben in einer Serie von erfolgreich behandelten Fällen von seborrhoischem Ekzem die Sulfurausscheidung bei diesen ausgesprochenen „Sulfurfällen" meßbar an der Haut steigerten, mithin eine regulierende Wirkung auf den Sulfurstoffwechsel ausüben. Wir mögen nun in analoger Weise annehmen, daß potenzierte Fettsäuren wie sie Lycopodium enthält, eine Einwirkung auf den gesamten Fettmetabolismus haben, je nach Dosis und Ausgangslage des Organismus im störenden oder regulierenden Sinn.

Diese Bezüge auf mehr lokale und auf allgemeine Einwirkung bieten den Schlüssel zum physiologischen Verständnis des Arzneibildes von Lycopodium. Eben dieselben zu Beginn genannten 5 Fettsäuren der Lycopodiumkapsel sind auch unter den 24 Fettsäuren des Organismus die wesentlichen Fettsäuren des Körpers. Frei finden sie sich hier in nur sehr geringen Mengen, meistens in Triglyceridform als neutrales Fett, das 10—23% der Körpermasse ausmacht. Für die Resorption der Fettsäuren aus dem Darm ist die Galle von ausschlaggebender Bedeutung. Die Leber assimiliert innerhalb Minuten die durch das Blut herangeführten Fettsäuren zu Glyceriden und Phosphorlipiden und ist zugleich ein wichtiger Sitz für Fettsäuresynthese aus Glukose. Sie ist das Hauptorgan für die Produktion veresterter Blutlipide als Lipoproteide im Plasma. Durch die Assimilation von Fetten, wie durch die Glykogenbildung wird sie zum wichtigsten Energiedepot des Körpers. Jede Störung der Leberfunktion muß zu physischem Energieverlust führen, der für Lycopodium so charakteristisch ist. Weiters sind ungesättigte Fettsäuren, wie Linolsäure, und ihr Stoffwechsel notwendig für Wachstum, ferner für Gewichtserhaltung (durch die mit den Lipiden erfolgende Assimilation der Vitamine A, D, E und K), Funktionen, die ebenfalls beim Lycopodiumfall leiden. Von ausschlaggebender Bedeutung sind die Phosphorlipoide, wie Lezithin, Cephalin, für die Gehirn- und Nerventätigkeit, die ebenfalls stark unter der Einwirkung von Lycopodium stehen. Bis in die an Lipiden und besonders Phosphorlipoiden reichen Mitochondrien, Mikrosomen und Zellmembranen reicht der Fettstoffwechsel und damit wohl auch die bis in diese Lebenswurzeln miteingreifende Lycopodiumwirkung, bei der eine merkwürdige Beziehung zu in der Heredität zu verfolgenden Krankheitsanlagen beobachtet wurde. Eine interessante Bedeutung haben die Lipidproteinverbindungen in den Membranen der Lungenalveolen, wo sie für die Erhaltung von deren Elastizität und zur Verhütung von Atelektase essentiell sind, eine physiologische Beziehung, die wegweisend ist für das Verständnis der Anwendung von Lycopodium bei atelektatischer Pneumonie und Pneumonie mit verzögerter Lösung. Das Cholesterol ist ein besonders an Linolfettsäure sehr reicher Ester, und die Leber spielt eine führende Rolle im Cholesterolmetabolismus; Cholesterol wird zur Synthese der Steroidhormone von Nebennieren, Ovarien und Hoden benutzt, womit sich eine Brücke zum Verständnis des Einflusses von Lycopodium auf die Geschlechtsorgane, wie auf männliche Impotenz, ergibt.

Von großer Wichtigkeit ist die Leberfunktion für den Proteinabbau zu Harnstoff, Kreatin, Kreatinin, in geringer Menge zu Harnsäure. Die rheumatisch-gichtische Anlage des Lycopodiumfalles findet hier eine funktionelle Beziehung. Als, neben den Muskeln, wichtigstes Depotorgan für Glykogen erweist sich die Leber als Hauptquelle für den Energiehaushalt, der im Lycopodiumfall stark herabgesetzt ist. So sind die Fettsäuren und der Fettsäuremetabolismus durch zahllose Fäden mit der Leberfunktion und durch diese mit dem Gesamtmetabolismus des Organismus verbunden, was uns ein Verständnis für die tiefgehende Wirkung des Polychrests Lycopodium auf die Leber und auf den Gesamtkörperhaushalt vermittelt. Ferner erreicht der Glykogengehalt der Leber und der Blutzucker ein Minimum in den Nachmittagsstunden, welche die typische Verschlimmerungszeit für den Lycopodiumfall ist. Die Lycopodiumsymptome von unersättlichem Heißhunger und Verlangen nach Süßem sind charakteristische Symptome von Hypoglykämie. Es besteht aber offenbar eine durchgehende Schwäche im Kohlenhydratmetabolismus überhaupt, als wesentliches Charakteristikum von Lycopodium, da die typische Neigung zur Gasbildung mit dem charakteristischen Völlegefühl, das trotz dem Hunger, das Symptom der Sättigung nach wenig

Bissen verständlich macht, offenbar auf Fermentation der Kohlenhydrate in Magen und Darm beruht.

Wir haben es bei Lycopodium zusätzlich zu der wesentlichen Fettsäurewirkung mit einem aus der Kapselhülle stammenden natürlichen Komplex wichtiger Mineralstoffspuren zu tun. Am auffallendsten ist der Aluminiumgehalt, der in Analysen der Asche zwischen 15 und 54% schwankt. Ein möglicher Aluminiumeinfluß mag eine Rolle spielen bei der Trockenheit der Schleimhäute, wozu der Lycopodiumfall neigt, wie sich auch starkes Hungergefühl im Aluminabild findet. Ein relativ starker Phosphorgehalt, der sich durch stärkeren Phosphorsäuregehalt der Asche anzeigt, mag von Einfluß auf die im Lycopodiumfalle gestörte Potenzsphäre sein, aber auch von Wichtigkeit für Gehirn- und Nervenfunktion; der Gehalt an Magnesium, Kalk, Kieselsäure, Kupfer von genereller Wirkung, die diese Polychreste auf alle Gewebe haben, das Kupfer auf Venen und damit auf die bei Lycopodium sich findenden Varikositäten.

Die kombinierte Wirkung auf das Hauptstoffwechselorgan, die Leber, ferner auf den Fett-Kohlehydrat- und Eiweißstoffwechsel, zugleich auf den Mineralstoffwechsel machen es erklärlich, daß Lycopodium ein Polychrest und eines der größten Mittel der homöopatischen Arzneimittellehre ist.

Leibniz (Metaphysische Abhandlung):
„Und wenn mein Geist mit einem Schlage, dabei aber distinkt, alle Urbestandteile eines Begriffes umgreift, so hat er von ihm eine intuitive Erkenntnis."

Eine Pflanze muß, wie jede Wesenheit in ihrem Werden zugleich mit ihrem Sein, in ihrer phylogenetischen und ontogenetischen Entwicklung, als durch die Zeiten und durch die Zeit sich entwickelnde Gestalt angeschaut werden, um ihr eigentümliches Wesen zu erkennen — „geprägte Form, die lebend sich entwickelt" (Goethe).

Lycopodium, über die ganze Erde in zahlreichen Arten, von denen Lycopodium clavatum die häufigste ist, verbreitet, ist eine der ältesten, wenn nicht die älteste überlebende Pflanze in der Geschichte der Erde. Dies gibt ihr eine Ausnahmestellung besonderer Art. Die Sporen, die wir zur Arznei verwenden, enthalten die Gameten, mithin bereits die ganze zukünftige Pflanze. Vor 600 Millionen Jahren, im Carbonzeitalter, war Lycopodium ein mächtiger Baum, mit Riesenfarnen und Schachtelhalmgewächsen gewaltige Wälder bildend; er erreichte eine Höhe von über 40 Metern, hatte mächtige Blätter und war mit riesigen Wurzeln in der Erde verankert. Der aus überaus zahlreichen vulkanischen Eruptionen jener Zeit stammende hohe Kohlensäuregehalt der Luft, den Pflanzen zum Aufbau brauchen, mag in erster Linie Ursache des gewaltigen Baumwachstums der Pflanze gewesen sein. Heute ist Lycopodium ein zierlich-winziges Pflänzchen, das eine eigene, den Farnen nahestehende Gruppe bildet. In diesem Rückentwicklungsprozeß — wie wenn der Baum seiner wichtigsten Nahrung aus der Luft, dem Kohlenstoff der Kohlensäure entwöhnt worden wäre — verlor er im Stadium der Entwicklung zum winzigen Kraut überhaupt die Fähigkeit, Kohlenstoff zu assimilieren, und die Pflanze bedarf der Symbiose mit einem saprophytischen Pilz, um Chlorophyll erzeugen zu können, das die Stärkesynthese erst ermöglicht. Ihre Assimilationsfähigkeit ist durch Schwäche gekennzeichnet. Zugleich aber zeigt die Pflanzengattung trotz solcher Schwäche der Vitalität, die sich ebenso in großer Langsamkeit des Wachstums und Schwierigkeit in der Fortpflanzung der einzelnen Pflanze ausdrückt, eine erstaunliche, gewissermaßen obstinate Zähigkeit der Erhaltung durch Jahrmillionen ihres Gattungslebens hindurch.

Die Kapsel, die die Gameten und Öle umschließt, von tetraedischer, fast kristalliner Form, ist von außerordentlicher Härte, so daß die Präparation der Arznei eine mehrtägige Verreibung in einer Kugelmühle erfordert, um den weichen Kern freizulegen. So zeigt die Pflanze Lycopodium in ihrer ganzen Entwicklung ein durch Gegensätzlichkeit in allen wesentlichen Zügen gekennzeichnete Erscheinung. Vom gewaltigen Baum zum kriechenden, winzigen Gewächs, von einer enormen vegetativen Vitalität zu größter vegetativer Schwäche, bei solcher Schwäche wieder eine enorme Zähigkeit des Beharrens, solche Gegensätzlichkeit gewissermaßen symbolisiert in der Samenkapsel, wo außerordentliche Härte mit der Weichheit des Inhaltes kontrastiert.

Nunmehr kriecht, was einst ein Baum war am Boden, was einst ein gewaltiger Stamm war, schlängelt sich — daher auch die Bezeichnung Schlangenkraut — in bis zu 10 Meter Länge am Boden dahin, jetzt noch in seiner Grundgestalt ein Baum, darum englisch auch „ground pine", Bodenfichte, genannt. Von diesem Stämmchen steigen Ästchen auf, deren Wachstum immer eine Seite begünstigt, während die schwächere zurückbleibt, so daß die Äste stets nach einer Seite gekrümmt sind, schuppenartig dicht mit sich sehr langsam entwickelnden Blättern besetzt. Das Pflänzchen benötigt Kühle zum Gedeihen und wächst daher gern in Wäldern, ferner auf verlassenen Feldern und einsamen Plätzen bei altem Gemäuer. Sie entsteht nicht unmittelbar aus den Sporen, sondern geht durch eine ungeschlechtliche Phase eines Vorkeimes, des Prothalliums, das die Geschlechtsorgane erzeugt, aus denen die Sporen stammen. Diese bleiben in ihrer Mehrheit oft ganz steril, und nur wenige scheinen zu keimen; wenn sie sich entwickeln, benötigt die Entwicklung bis zur Keimung und langsamen Blattentwicklung 6—7 Jahre, die Pflanze im ganzen bis zur vollen Entwicklung 10—20 Jahre, die Zeit, die ein Baum zum vollen Höhenwachstum braucht. Auch hier scheint die Gegenwart eines saprophytischen Pilzes im Prothallium nötig, um die Spermatogenese überhaupt in Gang zu setzen. Die Spermien bewegen sich aktiv mit Hilfe von Geißeln und benötigen wäßriges Element, in dem sie sich fortbewegen können.

Charakteristisch ist die ungeheure Langsamkeit der gesamten Entwicklung der Pflanze, angefangen von einer Unfähigkeit selbständiger Spermatogenese bei häufiger Sterilität, eine weiters verlangsamte geschlechtliche Entwicklung, die Unfähigkeit selbständig Chlorophyll zu erzeugen, was zusammen mit dem äußerst langsamen Wachstum auf einen im allgemeinen verlangsamten Stoffwechsel hinweist und damit auf eine gewissermaßen herabgesetzte Vitalität. Diese steht wieder gegensätzlich gegenüber einer gewaltigen Zähigkeit im Bestehen und in der Verbreitung, die die Pflanzenart nicht nur Jahrmillionen überdauern ließ, sondern sie auch heute zu einer in 11 Hauptgruppen und 40 Unterarten über alle Erdzonen verbreiteten Pflanze macht. So zeigt sich in Phylo- und Ontogenese, in Entwicklung, Wachstum und Stoffwechsel eine ungewöhnliche Langsamkeit und dieser gegenüber eine ebenso ungewöhnliche Zähigkeit des Lebensprozesses, zugleich dieselbe Gegensätzlichkeit, die auch im Gestaltwerden der Pflanze zum Ausdruck kommt.

In Prüfung und als Arznei in den menschlichen Lebensprozeß eingegliedert gewinnen die Kräfte der Pflanze gewissermaßen auch menschliche Sprache. Solche drückt sich durch die „Organsprache" und durch Geist und Seele, die Gesamtheit dessen, was als Gemütssymptome bezeichnet wird, aus als lebendige Reaktion auf den Reiz, ausgedrückt in

Störungssymptomen in der Arzneiprüfung und in regulatorischen Prozessen in der Arzneiwirkung. Die grundlegende körperliche Wirkung auf allen Gebieten ist gleichmäßig durch Verlangsamung, Schwäche und Gegensätzlichkeit ausgedrückt. Gegensätzlich ist das Verhalten in der Zeit, morgens, Vormittag, Nachmittag und wieder Abend, mit der besonders ausgesprochenen Nachmittagsverschlimmerung aller Symptome (3—5), räumlich im Wechsel der Seiten von rechts nach links, in den Modalitäten der Besserung und des Verlangens nach Kühle und der großen Tendenz für Erkältungen und Empfindlichkeit gegen kalten Luftzug, Besserung durch Bettwärme und Besserung durch warme Getränke. Besserung durch Bewegung, aber wegen der Schwäche wieder Verlangen zu liegen, unstillbarer Heißhunger und völlige Appetitlosigkeit, vermehrter Geschlechtstrieb bei gleichzeitiger Impotenz, Taubheitsgefühl oft in Begleitung von Schmerzen und sonstige Überempfindlichkeit für Berührung, Tendenz zu wechselnder Kontraktion von Muskeln mit aktivem Strecken, angefangen von der aktiven Nasenflügelbewegung bei Dyspnoe bis zu Muskelzuckungen und Wirkung auf Konvulsionen (welche Wirkung physiologisch noch nicht erklärbar ist). Hierher gehört auch das Band- oder Konstriktionsgefühl in Schlund (hier als Kloßgefühl empfunden), Brust, Bauch und Rektum, ferner auch die Gefäßspasmen, die Kältegefühl in Extremitäten herbeiführen (charakteristisch für Lycopodium mit ihrer vorwiegend rechts gelagerten Einseitigkeit), demgegenüber auch wieder Blutandrang zum Kopf, der mit Blässe wechselt. Gegensätzlich ist das Typologische „Starker Intellekt bei schwachem Körper", große Überempfindlichkeit aller Sinnesorgane (gegen Geruch, Geräusch, Licht, Berührung), aber auch Taubheitsgefühl. Auf dem Gebiet der Gemütssymptome findet sich größte Heiterkeit und tiefe Depression, unbegründetes Lachen wechselnd mit Weinen, Verlangen nach Einsamkeit, aber gleichzeitig Wunsch, jemanden im Zimmer nebenan zu haben, sentimentale Empfindlichkeit („Weint, wenn jemand ihm dankt") und Mangel an jedem Selbstvertrauen bis zur Furchtsamkeit, und wieder sehr zu Ärger und Zorn geneigt, anmaßend und befehlshaberisch.

Solche Gegensätzlichkeit erwächst einer Unstabilität im Körperlichen wie im Geistigen, die selbst wieder Ausdruck vitaler Schwäche ist, die wiederum zur Verlangsamung aller Lebensprozesse führt. Der Stärkestoffwechsel ist überall gehemmt, wie die auf Hypoglykämie und verlangsamte Stärkeverdauung im Intestinaltrakt hinweisenden Symptome anzeigen, häufige Magerkeit oder Abmagerung deutet auf die Störung im Fettstoffwechsel, der Eiweißstoffwechsel ist gleicherweise verlangsamt und nicht zu Ende geführt, so daß es zu gesteigerter Uratbildung mit dem charakteristischen Ziegelmehlsediment im Harn, harnsauren Ablagerungen, rheumatisch-gichtischen Veränderungen, schließlich zur Harnsteinbildung kommt, wie auch Hemmungen im Cholesterinstoffwechsel zur Bildung von Gallensteinen, wie gewissermaßen der verlangsamte Stoffwechsel schließlich in der Steinbildung erstarrt. Die Schleimhäute sind träge und neigen zur Trockenheit, die Trägheit und Verlangsamung der Ausscheidung führt bei den Tonsillen zur Pfropfbildung und so zur Neigung zu Anginen, Pneumonien schleppen sich hin und die Resolution ist verzögert, die Geschlechtsfähigkeit ist verlangsamt mit trägen, unvollständigen oder fehlenden Erektionen, Verzögerung der Menarch und der Ausbildung der Brüste bei Mädchen. Alle pathologischen Prozesse haben eine Neigung zu Chronizität, die sich nach Beobachtungen von Familien bis zu hereditären Anlagen ausdehnt.

Im gleichen Maße ist der Denkprozeß, bei ursprünglicher Schärfe, verlangsamt, das Gedächtnis und die Konzentrationsfähigkeit geschwächt bis zur Konfusion in alltäglichen Dingen, wie Schreiben, während der ursprünglich starke Verstand unter Umständen noch klar über abstrakte Dinge sprechen kann, oder wenn zum Beispiel öffentliches Auftreten, das gefürchtet wird, verlangt ist, sich zum klaren Ausdruck durchdringt. Ein so verständliches seelisches Minderwertigkeitsgefühl durch Unsicherheit, Mangel an Selbstvertrauen bis zu Angst, Melancholie, Hypochondrie kann nach außen hin vollkommen überdeckt sein durch eine Überkompensation der Person von Lycopodium, die dann befehlshaberisch auftritt, keinen Widerspruch duldet, die zum Zorn reizt, die argwöhnisch sein kann, streitbar, obstinat und hartnäckig auf Standpunkt und Zielen beharrend. Dieser Typ, übersensitiv und reizbar wie er ist, wünscht allein zu sein, sucht die Einsamkeit, aber seine innere Unsicherheit verlangt nach jemandem im Nebenraum. So ist die Lycopodiumpersönlichkeit bereits als Kind, obstinat und mit Ärger reagierend. Eine innerliche Weichheit mit großer Sensitivität und Emotionalität ist überdeckt von äußerer Härte — in harter Schale ein weicher Kern.

172

Wenn die Kräfte, die in der Samenkapsel von Lycopodium schlummern, vom Menschen Besitz ergreifen, drücken sie die Charakterzüge ihrer Wesenheit gewissermaßen in der Organsprache wieder aus: Die Pflanze verlangt nach Kühle, wächst gern an einsamen Orten, sensitiv gegenüber den Umgebungsverhältnissen, breitet sie sich dennoch „obstinat" weithin aus. Ihr Wachstumsrhythmus geht im Stamme von rechts nach links und wieder zurück, die Zweige sind einseitig immer nach einer Seite vom Boden nach aufwärts gekrümmt. Wie alle Prozesse im menschlichen Körper zu denen die Pflanze Beziehung hat — und es sind wieder die ihr ähnlichen der Spermatogenese, der Stärke-Assimilation des Stoffwechsels im allgemeinen, dies alles ist auch im Seinsrhythmus der Pflanze verlangsamt, stockend, verzögert.

Das Naturbild von Lycopodium ist ein grandioses, über Jahrmillionen reichendes Bild der Rückentwicklung, in dem der allem Lebendigen eigene Entwicklungstrieb in Phylogenese und Ontogenese gehemmt erscheint. Wenn wir Lycopodium potenziert als homöopatisch gewählte Arznei geben, wird ein entscheidender Reiz gesetzt, dessen letzte und eigentliche Wirkung die Anregung und Befreiung des Entwicklungstriebes überall im Lebendigen des Organismus ist. In Träumen der Lycopodiumprüfer treten neben bedrohter Vitalität entsprechenden Furchtbildern, vor allem immer wieder sich offen auf das Geschlechtliche beziehende Situationen auf, in einem Fall mit dem für die Sexualinstinkte charakteristischem Symbol junger Hunde, die sich an den Träumer heften. Im Sexualtrieb tritt vor allem im kompensatorisch wirkenden Traum der Entwicklungstrieb hervor, der in Zellvermehrung, Wachstum und Fortpflanzung alle Entwicklung vorwärtstreibt, und in der symbolischen Bildersprache des Unbewußten scheint so noch einmal die Wesenheit der verborgenen Arzneikraft von Lycopodium clavatum, dem Bärlapp, auf.

Arnica montana

An Berghängen, auf Höhen von ungefähr 1000 bis 1500 Metern, wächst Arnica montana. Wo Bäume gefällt wurden, auf Waldschlägen, gedeiht die Pflanze in einer charakteristischen Erde: Sie sucht moorigen Boden, wo zertrümmertes Pflanzenmaterial sich mit der Erde vermengt, eine Verwesungsschicht bildend. Dort sendet die Pflanze ihre Wurzeln tief hinunter, bis sie die Humusschichten erreichen. Von dieser Zone des Verfalles, wo zerrissene Teile von Erde und Pflanzenleben sich mischen, erhebt sie ihr schönes goldgelbes Blütenhaupt auf einem haarigen Stengel von 20 — 50 cm Höhe. Die Blütenblätter, sonst immer sehr regelmäßig angeordnet bei den Verwandten der Familie der Kompositen, zeigen bei Arnica eine merkwürdige Unregelmäßigkeit, die der Blüte das Aussehen gibt, als wären die Blütenblätter auseinandergerissen. Ein charakteristisches Merkmal der Arnica ist ihr Befallenwerden von Insekten, die sie nicht nur anfliegen, sondern auch von der Pflanze leben. Eines dieser Insekten, die Fliege Tripeta arnicivora und ihre Larven, sowie die Larven einer anderen Fliege, Tetritis arnicae, leben und finden ihre Nahrung in dem Blütenboden. Überdies wachsen eine Anzahl von Schimmelpilzen als Parasiten auf der Oberfläche der Pflanze.

In einer Umgebung von Überresten gefällter Bäume, mit den Wurzeln verankert in einer Zone des Verfalles, mit Blütenkrone, Stengel und Blätter von Insekten und Pilzen befallen, blüht und gedeiht die Arnica. Wo der Erdboden „zerrissen" ist, wo Insekten an der Lebenssubstanz zehren, entwickelt die Arnica Kräfte, durch die sie der „Verletzung", von oben und unten her wirkend, widersteht.

Tabernaemontanus, der die Heilkräfte der Pflanze bereits kannte, erwähnt die folgende Beobachtung: Wenn Arnica, deren spezifische Wirkung seit altersher im Volke bekannt war, im Abguß gegen Folgen von Stoß, Quetschung und anderen Verletzungen eingenommen wurde, wurden 2 bis 3 Stunden nach dem Einnehmen des Aufgusses intensive Schmerzen ausschließlich an den verletzten Teilen verspürt, die mit dem Einsetzen der Heilwirkung wieder verschwanden. Es ist, wie wenn die Arnicakräfte, in den Körper gebracht, von den Trümmerstellen im Organismus angezogen würden, um dort nach einer anfänglichen Reaktion ihre heilende Wirkung zu entfalten.

„Alles Übelbefinden von starken Quetschungen und Zerreißungen der Faser hat sich ziemlich gleich bleibende Symptome und, siehe!, diese sind ... in den Befindens-Veränderungen, welche Arnica in gesunden Menschen hervorzubringen pflegt, in auffallender Ähnlichkeit homöopathisch enthalten" (Hahnemann: Reine Arzneimittellehre, Bd. 1, Arnica).

Das „Zerreißen der Fasern", welches das Wesen jeder Verletzung ist, ist auch das Wesen im toxischen und Heileffekt der Kräfte von Arnica montana.

„Zerrissen" wie die Blutgefäße im verletzten Gewebe ist sozusagen die Gesamtblutzirkulation im typischen Arnicafall, der Kongestion der oberen Körperhälfte und Kälte der Extremitäten andererseits aufweist. „Kopf heiß, Körper kalt" ist ein charakteristisches Arnicasymptom, wenn der ganze Organismus durch irgendwelche Ursache, die durchaus nicht aus äußerer Verletzung hervorgehen muß, affiziert ist. „Das Bett fühlt sich hart an, muß ständig im Bett die Lage wechseln, ohne Erleichterung zu finden", ist ein anderes leitendes Symptom von Arnica, als Ausdruck des Zerschlagenheitsschmerzes, wie er auch für Quetschungen charakteristisch ist. Die Prüfungssymptome sind voll von Schmerzbeschreibungen: „Wie nach einem Fall", „wie zerschlagen", „wie geschlagen", außerdem „stechende", „schießende" Schmerzen, als Ausdruck der zugrunde liegenden pathologischen Veränderungen im typischen Arnicafall, wenn auch keine Verletzungsursache vorliegt — ein pathologischer Prozeß, der allem Anschein nach die Gewebe in ähnlicher Weise verändert, wie es nach einer Verletzung der Fall ist. Solche Gewebspathologie kann durch eine „Verletzung" von innen her stattfinden. In diesem Falle ist es wahrscheinlich spontanes Zerreißen von Blutgefäßen oder Kapillaren, resultierend in innerer Blutung und Gewebsveränderungen, die jenen einer echten Verletzung ähneln, nämlich Blutextravasat, Stauung und Infiltration in das umgebende Gewebe.

Die charakteristischen Gemütssymptome, wie sie bei der Arnicaprüfung auftreten und leitend für ihre Anwendung sind, sind ähnlich jenen, die man auch als Folgezustände von Verletzung und Schock infolge Verletzung finden würde, angefangen von größter Empfindlichkeit bis zu vollkommener Apathie und Gleichgültigkeit. Da die Schmerzen nach einer akuten Verletzung gewöhnlich intensiv sind, verstehen wir das Leitsymptom „Angst vor jeder Annäherung" und „Angst vor Berührung". Diese Angst schon vor bloßer physischer Annäherung findet in der Gemütssphäre eine Parallele als Abneigung gegen jede Unterhaltung: „Wünscht weder zu sprechen noch angesprochen zu werden". In jedem schweren Zustand, in dem Arnica angezeigt ist, auch wenn keine Verletzung vorliegt, sind die Gemütssymptome ähnlich jenen im Zustande des Schocks durch eine Verletzung: „Vollkommen gleichgültig gegenüber der Umgebung und gegenüber dem eigenen Zustand." „Der Patient schickt den Arzt weg und sagt, daß ihm nichts fehle." Auf der anderen Seite kann auch der Zustand außerordentlicher Empfindlichkeit, charakteristisch für jede akute Verletzung, in der seelischen Sphäre auftreten: „Übermäßige Empfindlichkeit des Gemütes, höchste Aufgelegtheit zu angenehmen und unangenehmen Gemütsbewegungen." Die Furcht vor physischer Annäherung erscheint umgewandelt in der seelischen Sphäre als „Angst vor zukünftigen Übeln". „Heftige Angstanfälle" bis „Furcht vor plötzlichem Tode" treten bei der Arzneiprüfung auf. In der Sphäre des Unbewußten, ausgedrückt in Träumen, finden wir in den Prüfungen Träume, die die Gefahr möglicher Verletzung oder drohender Katastrophe darstellen, wie „Träume von großen schwarzen Hunden und Katzen", „Träume von erschreckenden Gegenständen, von Blitzschlag, Gräbern usw.", „Traum von Leuten, die geschunden werden", „Schreckensträume".

Die Skala der Gefühle geht von Reizbarkeit, Neigung zum Widerspruch, moroser Stimmung, Schweigsamkeit bis zu Hoffnungslosigkeit, von höchster Empfindlichkeit und Schreckhaftigkeit bis zu vollkommener Gleichgültigkeit und Apathie.

Wo immer Gewebe geschädigt oder zerstört wird, wie bei einer Kontusion oder in jeder Art von Gewebsverletzung, kommt es zu einer Stagnation in der Blutzirkulation, gefolgt von schließlicher Nekrose. Nekrotische Veränderung von Eiweißstoffen ist gewöhnlich charakterisiert durch faulen Geruch. Dies ist der Geruch der Absonderungen des Atems, der Darmgase und des Stuhles im typischen Arnicafall. In allen gastrointestinalen Zuständen, in denen Arnica angezeigt ist, ist fauler Geruch ein Leitsymptom.

Die Wirkung von Arnica auf die Haut und die Schleimhäute beruht auf ihrer Fähigkeit, intensive lokale Irritation hervorzurufen. Auf der Haut mag sich dies in Form kleiner Eiterbeulen ausdrücken, die kommen und gehen, ohne gewöhnlich zur Reifung zu gelangen, aber auch in flächenhaften Entzündungen, die an Erysipel erinnern. Im Magen-Darm-Trakt verursacht die lokale Irritation der Schleimhäute Zustände, angefangen von einfacher Gastritis oder Gastroenteritis bis zu Dysenterie und, zusammen mit den charakteristischen psychischen Symptomen, typhusähnliche Zustände.

Charakteristische Symptome im Bereich des Magen-Darm-Traktes sind: „Aufstoßen von bitterem Geschmack und ein Geruch wie faule Eier", „Übelkeit, Brechreiz, Erbrechen"; ein eigenartiges Kontraktionsgefühl des Magens mit einer Empfindung, „als ob die Bauchwand gegen die Wirbelsäule gepreßt werde"; Schweregefühl und Druck im Magen; Auftreibung des Bauches, übelriechende Winde, Kolik und Durchfälle, die auch blutig sein können. Dysenterische Zustände sind charakterisiert durch lange Intervalle zwischen den Stuhlgängen. Charakteristischerweise kann in schweren Fällen im Schlaf unfreiwilliger Stuhlabgang eintreten.

Im Bereich der Atmungsorgane wirkt Arnica heilend auf gewöhnliche Katarrhe, Heiserkeit durch Überanstrengung der Stimme, keuchhustenartige Zustände, Bronchitis und Pneumonie. Der Husten hat die für Arnica auch im allgemeinen charakteristische außerordentliche Schmerzhaftigkeit, die wohl auf Schmerzhaftigkeit der Interkostalmuskeln und wahrscheinlich auch einer großen Empfindlichkeit der entzündeten Schleimhäute beruht. Ein leitendes Symptom für Husten bei Kindern ist daher Weinen, das dem Hustenanfall vorausgeht, offenbar durch Furcht vor dem Schmerz hervorgerufen, der den Husten begleitet, jene „Vorfurcht", wie sie für Arnica charakteristisch ist.

Innerhalb des Systems der Harnorgane finden wir Schwierigkeiten des Harnlassens, besonders als Folge der Verletzungen während des Geburtsaktes. Blutungen und Entzündungen im Verlaufe des Geburtsaktes, der eine Verletzung der Gebärmutter und der anschließenden Organe darstellt, sind eine weitere Indikation für Arnica.

Der Parallelzustand für eine Verletzung ist Überanstrengung mit ihren Folgen. Jede Überanstrengung resultiert in einer „Dehnung oder Zerrung der Fasern" und wird daher ähnliche Symptome hervorrufen, wie sie für Arnica charakteristisch sind. Muskel- und Nervenschmerzen jeglicher Art, rheumatische Attacken, wenn durch Überanstrengung provoziert, unterliegen im gleichen Maße der Arnicawirkung, wenn die Leitsymptome gegenwärtig sind. Attacken echter Gicht, charakterisiert durch außerordentliche Empfindlichkeit, „Angst sogar vor Annäherung", mit intensiver lokaler Rötung, gehören ebenfalls zum therapeutischen Wirkungskreis der Arnica, wo die plötzliche Ablagerung der zahlreichen spitzen Harnsäurekristalle die innere „Verletzung" mit den einer solchen entsprechenden Symptomen darstellt.

Die Überbeanspruchung und Überanstrengung des Zirkulationssystems, wie sie im Laufe des Lebens auftritt und wohl wesentlich mitverantwortlich ist für die Entstehung der Arteriosklerose, wirkt sich in ähnlicher Weise aus wie jede Überanstrengungsfolge, und dies mag wohl die klinische Indikation für Arnica bei arteriosklerotischen Zuständen erklären, wenn sonstige Leitsymptome das Mittel indizieren. Schwindel ist ein führendes Symptom von Arnica. Es kann der Schwindel sein, wie er einer akuten Verletzung folgt, wie auch der Schwindel als Resultat von Gefäßstörungen im Gefolge von Arteriosklerose. Schlaganfall durch Gehirnblutung, das Zerreißen eines Blutgefäßes — gewissermaßen eine „innere Verletzung —, ist eine andere wichtige Heilanzeige für den Gebrauch von Arnica. Anginöse Schmerzen, besonders mit Herzmuskelhyperthrophie aufgrund von Überanstrengung der Herzmuskelfasern, sind eine weitere Heilanzeige. Arnica wurde von der älteren Medizin als Stimulans für Herz- und Blutzirkulation geschätzt. Pharmakologische Experimente, die Forst anstellte (Arch. exper. Path. Pharmak. 1943, 201, 242), zeigten einen stimulierenden Effekt von Arnicaextrakt auf Herz und Blutgefäße. Nach Forst enthält Arnica eine Substanz mit toxischer Wirkung auf den Herzmuskel, die imstande ist, die Herzkontraktionen zu verstärken und den Blutdruck durch eine vasokonstriktorisch wirkende Substanz zu erhöhen. Arnicin und andere aktive Substanzen, verantwortlich für diesen Arnicaeffekt, konnten bisher noch nicht chemisch identifiziert werden.

Im Bereiche des Zentralnervensystems sind Kopfschmerzen mit Schwere und Konfusionsgefühl, Schwindel, Krampfzustände bis zu epileptischen Anfällen als Folge von Verletzungen Indikationen für Arnica. Ebenso sind pathologische Veränderungen an Auge und Ohr, besonders wenn sie als Folge von Verletzungen oder Überanstrengungen auftreten, geeignet für ihre Anwendung.

Arnica hat keine Beziehung zu einem eigenen Konstitutionstypus, jedoch wird behauptet (Allen), daß plethorische Menschen mit leicht gerötetem Gesicht besonders rasch auf die Wirkung der Pflanze ansprechen. Im allgemeinen sind jene Personen, die durch eine eigenartige Veranlagung für übermäßig lange Zeit an Folgen sogar leichter Verletzungen zu leiden pflegen, besonders geeignet für den therapeutischen Gebrauch der Arnica. Es sind Typen, die bei jeder, auch geringen Gelegenheit leicht „blaue Flecken" bekommen und auch zu verlängerten Blutungen nach geringen Verletzungen neigen. Man könnte diesen Typus den „Unfalls-Konstitutionstypus" nennen.

Es erscheint im Wirkungsbilde von Arnica montana, wie wir zu zeigen uns bemühten, ein einheitlicher, den verschiedenen Phänomenen zugrunde liegender Prozeß, der in der „Zerreißung der Faser" wurzelt, wie er nicht nur jeder Verletzung zugrunde liegt, sondern auch zahlreichen ohne äußere Verletzung auftretenden Gewebsveränderungen, die den nach einer äußeren Verletzung auftretenden ähnlich sind — ein Prozeß, der der Ausdruck einer Kraft ist, wie sie schon in Erscheinung und Lebensbedingungen der Pflanze bildhaft hervortritt.

Aconitum Napellus

Aconitum Napellus beherbergt in allen seinen Teilen, in besonderem Maße in der Wurzel, eines der stärksten aller uns bekannten Gifte. Für die alten Griechen war es „das Gift", und sie ließen es seinen Ursprung nehmen aus dem Schaum von der Schnauze des Höllenhundes Cerberus. Aconitin, der Hauptvertreter einer Gruppe ähnlicher Alkaloide, die in der Pflanze enthalten sind, ist das giftigste aller Alkaloide; drei Milligramm genügen, um ein Pferd augenblicklich zu töten. Stärker als die Blausäure, wirkt es mit ähnlich enormer Raschheit.

Wenn solch ein überwältigendes Gift in den menschlichen Körper eindringt, kann es nur eine Art von Gefühlsreaktion hervorbringen — Furcht! Der Ausdruck von Furcht in seinem höchsten Grade, der Todesfurcht, der Furcht, daß das Ende nahe ist, wird sich nur unter den stärksten Giften finden, die das Leben an seiner letzten Quelle attackieren. Der Zustand, der am ehesten imstande ist, diese tiefwurzelnde biologische Furcht hervorzurufen, ist eine Störung des Atmungsprozesses. Der Gesichtsausdruck der Furcht wird nun auch besonders gefunden bei Kranken, die unter hochgradiger Atemnot leiden, sei dieselbe pulmonalen oder kardialen, toxischen oder mechanischen Ursprungs. Der Atmungs-, d. h. der Oxydationsprozeß ist mit der tiefsten Quelle des Lebens verbunden, und jede Behinderung dieses Prozesses, mag sie zu lokaler oder allgemeiner Anoxämie führen, muß Furcht erzeugen.

Unter den „Furchtmitteln" steht nächst Aconit Arsenik obenan, und seine Wirkung wird in erster Linie durch tiefgehende Störung der Gewebs- und Zellenatmung erreicht. Die Blausäure wirkt so rasch, daß kaum Möglichkeit vorhanden ist, viele Gemütssymptome während des akuten Effektes zu entwickeln. Jedoch Angst ist immer gegenwärtig, hervorgerufen durch die wesentliche Wirkung der Blausäure, Störung des Prozesses der Oxydation, der Zellatmung, durch Lähmung des Atemzentrums. Digitalis und Veratrum album zeigen ebenfalls große Furcht in ihrem Bilde; hier ist es Anoxämie durch Atmungsstörung kardialen bzw. peripheren, zirkulatorischen Ursprunges, die durch diese Mittel erzeugt wird. Wir mögen daher schon jetzt, auf Grund des für Akonit charakteristischen Symptomes der Todesfurcht, geneigt sein, anzunehmen, daß den verschiedenen Manifestationen der Aconitwirkung eine spezifische Form von *Anoxämie* zugrunde liege.

Der Wanderer in den Bergen, wo der Sauerstoffgehalt der Luft sich mit ansteigender Höhe vermindert, wird in eben diesen Höhen die typischen Standorte von Aconit, Digitalis und Veratrum album finden. Nach Schimper ist es wahrscheinlich, daß der geringere atmosphärische Druck in größeren Höhen den Gasaustausch erleichtert und dadurch die Pflanzenatmung steigert. Da der Atmungsprozeß besonders wichtig für das Längenwachstum der Pflanzen sei, dürfte nach ihm eine Vermehrung der Atmung verantwortlich für die relative Höhe sein, die Pflanzen, wie Aconit, Digitalis und Veratrum album erreichen.

Dies sind also Pflanzen, die allem Anschein nach befähigt sind, der relativen Sauerstoffarmut der großen Höhen durch vermehrte Atmung zu begegnen. Sie sind zugleich Pflanzen, deren Gifte, jedes in seiner Weise, imstande sind, tief in den Atmungsprozeß einzugreifen. Sie erzeugen und heilen eine Anoxämie, eben jenen Zustand der in den Höhen, wo diese Pflanzen gedeihen, als Bergkrankheit vorkommt. Und plötzliche, intensive Abkühlung, Herzschwäche oder vasomotorischer Kollaps, mit folgender Anoxämie — sie alle, Gefahren der Höhen, finden ihre Heilmittel in den Höhenpflanzen Aconit, Digitalis, Veratrum album. Auch wenn der Bergbauer der Steiermark Arsen nimmt, um die Atemnot in Bergeshöhen beim Steigen leichter zu überwinden, dann wird dieser Effekt ebenfalls durch den Einfluß des Arsens auf die Zellatmung, Bekämpfung der Anoxämie, zugleich mit seiner Fähigkeit Vasomotorenkollaps zu verhüten, erreicht.

Wenn wir die Symptome der Bergkrankheit, die auf relativer Anoxämie beruht, mit jenen, die durch Aconit erzeugt werden, vergleichen, können wir eine gewisse Ähnlichkeit entdecken. Unter den Gemütssymptomen der Bergkrankheit treten zuerst Übererregung, Gedankenflucht, leicht manische Zustände, allgemeiner Verlust der geistigen Kontrolle und der Urteilsfähigkeit auf. Ähnliche Symptome sind besonders unter den Gemütssymptomen von Aconitum ferox, der giftigsten aller Aconitarten, zu finden, dessen Standort und Heimat die höchste aller Bergketten ist, der Himalaya. Später entwickelt sich ein Zustand von Streitsucht, übler, reizbarer Stimmung, großer Müdigkeit und Ruhelosigkeit, Taubheit und Kriebeln sowie plötzliche Blutungen aus der Nase und anderen Organen. Dies sind Symptome typisch für Aconit, und sie weisen wiederum auf Anoxämie als auf die der Aconitwirkung zugrundeliegende Ursache hin.

Die charakteristischen Schmerzen von Aconit werden vom Kranken als „unerträglich" und nach ihrer Qualität als „brennend, reißend" geschildert. Die „Unerträglichkeit" ist der Ausdruck einer Hyperalgesie, hervorgerufen durch eine Herabsetzung des Schwellenwertes für Schmerzempfindung. Eine ähnliche Herabsetzung der Schmerzschwelle verbunden mit Brennschmerz wurde als Folge fortschreitender Asphyxie, d. h. Anoxämie von sensitiven Nerven gefunden, hervorgerufen durch Unterbrechung der Zirkulation in einer Extremität, aus welchem Zustand sich dann nach anfänglichem Taubheits- und Kriebelgefühl vollkommene Anästhesie entwickelt. Unerträglichkeit des Schmerzes, Brennen, Kriebeln, Taubheitsgefühl und schließlich Empfindungslosigkeit sind typischer Ausdruck und Erscheinungsfolge des Aconitschmerzes. So erscheint nun auch in dem mehr lokalisierten Ausdruck ihrer Symptomatologie die Aconitwirkung als eine Folge von Anoxämie.

Aconit hat eine spezielle, bis jetzt nicht erklärte Affinität zum Trigeminusnerv, eine typische Form von Trigeminusneuralgie erzeugend und heilend. Wolff und Mitarbeiter fanden Gründe, anzunehmen, daß die typische Trigeminusneuralgie durch Ischämie, d. h. lokale Anoxämie des Trigeminusnerven und des Ganglion Gasseri auf dem Wege der Vasokonstriktion hervorgerufen wird. Daß solche Vasokonstriktion besonders leicht im Gebiete des Trigeminusnerven vorkommt, erklärt Wolff mit der geringen Gefäßversorgung des Ganglion Gasseri, wodurch jeder vasokonstriktive Einfluß leicht zur Wirkung gelangt. Diese Wirkung, die Hervorrufung einer Attacke von Trigeminusneuralgie, konnte Wolff sowohl durch direkte vasokonstriktive Mittel, wie Epinephrin, als auch durch den plötzlichen Schock des Eintauchens einer Extremität in Eiswasser hervorrufen. Außerdem fand er, daß Furcht oder ein experimentell hervorgerufener plötzlicher Schreck bei Patienten die Schmerzattacke hervorrufen konnte. Hier finden wir nun deutlich die beiden wesentlichen provozierenden Ursachen, charakteristisch für das Aconitbild: plötzliche Abkühlung und plötzlicher Schrecken. Beide haben eine unmittelbare vasokonstriktive Wirkung, die auf dem Wege lokaler Ischämie mit konsekutiver Anoxämie zur Schmerzattacke führt, welche letztere

Wolff dann charakteristischerweise durch ein starkes Gefäßerweiterungsmittel, wie Amylnitrit, beseitigen konnte.

Allgemeine, drohende Anoxämie infolge unmittelbarer Attacke auf das Atmungszentrum ist als letzte Ursache für die außerordentliche Furcht und Ruhelosigkeit anzunehmen, die die Hauptcharakteristika des Aconitbildes sind. Es ist die unbewußte Furcht vor dem drohenden Tode durch schließliche Erstickung, hervorgerufen durch ein überwältigend starkes spezifisches Gift. Die Ruhelosigkeit und das Sich-im-Bette-Umherwerfen sind als ein Ausdruck der unbewußten psycho-physischen Reaktion gegenüber einem solchen Gift aufzufassen, nämlich als der Bewegungsausdruck des instinktiven Entkommenwollens; diese Ruhelosigkeit wird noch vermehrt im Falle von Schmerzen, durch den Charakter der Unerträglichkeit des typischen Aconitschmerzes. Am Ende des schreckenvollen Verlaufes der Aconitvergiftung steht tatsächliche Erstickung, Lähmung der Atmung, zu allgemeiner Anoxämie führend.

Die Sektion zeigt im allgemeinen keine besonderen Merkmale; die einzigen Zeichen sind charakteristischerweise die der inneren Asphyxie.

Außer den führenden Symptomen der Todesfurcht, der Ruhelosigkeit, des Sich-Umherwerfens, der Unerträglichkeit des Schmerzes mit dem subjektiven Schmerzcharakter des Brennens und Reißens, gefolgt von Kriebeln und Taubheitsgefühl, welche Symptome nun in ihrer Gesamtheit wohl auf eine gemeinsame physiologische Wurzel-*Anoxämie* zurückgeführt werden können, finden wir als Hautpsymptome noch intensives Frösteln, gefolgt von Hitzegefühl und ansteigender Körpertemperatur. Das Frösteln ist wahrscheinlich verursacht durch direkte Reizung des parasympathischen Kältezentrums und auf der anderen Seite durch Reizung des Vasomotorenzentrums, was zu einer Zusammenziehung der Hautgefäße und folgender peripherer Anoxämie führt mit dem subjektiven Gefühl des Fröstelns. Die folgende Hitze und das Ansteigen der Körpertemperatur (mehrere Grade im Tierexperiment mit Aconitin) ist verursacht durch eine reaktive Reizung des sympathischen Wärmezentrums.

Solche Symptomatologie wird in gleicher Weise hervorgerufen sowohl durch plötzliche Abkühlung, wie sie besonders bei trocken kalten Winden erfolgt, als auch durch die Gefühlsreaktionen von Furcht, Schreck und Ärger. Plötzliche Abkühlung führt zu lokaler oder verallgemeinerter Gefäßverengerung, Ischämie, gefolgt von reaktiver Hyperämie. Wenn diese auslösenden Ursachen lokal einen Nerv affizieren, z. B. den Trigeminusnerv, der wegen der geringen Blutversorgung des Ganglion Gasseri und dem freien Ausgesetztsein des Gesichtes besonders gefährdet ist, dann wird eine akute Neuralgie die Folge sein. Wird ein Organsystem oder der ganze Körper plötzlicher Kälte ausgesetzt, dann wird die Abkühlung zu allgemeiner Gefäßverengerung, gefolgt von reaktiver Hyperämie, mit Entzündung und Hitzegefühl führen. Plötzlicher Schrecken, Furcht, Ärger können einen ähnlichen vasomotorischen Effekt mit ähnlichen somatischen Symptomen zur Folge haben, in diesem Falle wahrscheinlich auf dem Umwege der Reizung der Nebennieren hervorgerufen, die vasokonstriktorische Hormone, vor allem Adrenalin, in den Blutstrom senden.

Eine Fülle von Krankheitsbildern kann nun auf dieser Basis durch Aconit hervorgerufen und geheilt werden, jedoch ist das Wirkungsbild charakterisiert durch einen bestimmten Wirkungsrhythmus. Die Aconitsymptome kommen und gehen mit der Plötzlichkeit und Gewalt des atmosphärischen oder Gefühlssturms, der sie verursacht. Der Konstitutionstypus mit einem rasch und kräftig reagierenden vasomotorischen System, wie er dem Plethoriker entspricht, oder dem Typus, den Hahnemann als jenen der „straffen Faser" bezeichnete, unterliegt in besonderem Maße der Aconitwirkung. Die Erkrankung bricht plötzlich aus mit schwerem Schüttelfrost, gefolgt von hohem Fieber und arterieller Hyperämie, die sich in dem jeweils befallenen Organ entwickelt. Einfacher Erkältungsschnupfen, Halsentzündung, Bronchitis, Croup, beginnende Lungenentzündung, akute Entzündung des Magen-Darm-Traktes, Konjunktivitis oder akute Otitis, akute Entzündungen der Harnwege, akute neuralgische, rheumatische Erkrankungen — sie alle unterliegen, wenn die charakteristischen Symptome vorliegen, der Ähnlichkeitswirkung des ·Sturmhutes. Bei der einfachen Erkältung, hervorgerufen durch kalten, trockenen Wind, wird sehr wenig oder nichts zu bemerken sein von den charakteristischen Gemütssymptomen des großen Aconitbildes. Aber Aconit wird auch hier im ersten Beginn einer solchen Erkältung nützlich sein, die im Kontrast zum großen Sturm der voll entwickelten Aconiterkrankung dem Sturm im Wasserglase gleicht. Plötzlicher Schreck oder Schock oder Ärger vermögen ebenfalls ähnliche Wirkungen im Vasomotorensystem hervorzurufen, aber sie können auch unter Umständen Unterdrückung der Menstruation oder plötzliche Harnverhaltung oder Schlaflosigkeit, Ohnmacht, Herzklopfen, auch Unregelmäßigkeit der Herzaktion zur Folge haben. Im Experiment hat Aconit ExtrasysUnregelmäßigkeit der Herzaktion zur Folge haben. Im Experiment hat Aconit Extrasystolen zu erzeugen vermocht. Wenn der Schock äußerer oder emotioneller Einwirkung stark genug ist, dann wird sich das volle Bild der Aconitkrankheit mit aller Wucht entfalten, mit höchster Unruhe und Angst, wenn der Kranke im Bett sich herumwerfend meint, seinen Tod vorauszusehen oder stöhnt, jammert, ja aufschreit vor Schmerz —, und all dies vermag zu schwinden unter dem Einfluß weniger Dosen von Aconit, der in seiner potenzierten Form rasch die Ruhe des beginnenden Genesungsprozesses herbeiführt nach dem anfänglichen Sturm der Krankheit.

Die Aconiterkrankung bricht aus wie der Sturm, der über die Berghöhen fegt, auf denen die Pflanze bis zu einer Höhe von 3000 Metern gedeiht. Ein schlanker, straffer Stengel mit lanzenartig scharf gespitzten und tief gelappten Blättern trägt die helmförmige Blüte bis über Meterhöhe empor. Der stahlblaue Helm der Blüte gab der Pflanze ihren Namen: Sturmhut. Höchst sinnreich gebaut, von allen Seiten vollkommen geschlossen, erfüllt die Blüte in idealer Weise ihre Funktion, die inneren Organe, Stempel und Staubfäden, gegen die Wettereinflüsse des Bergklimas zu schützen, so daß selbst nach langen, kräftigen Landregen die inneren Blütenteile frei von jeder schädlichen Nässe sind. Zugleich ist die förmlich überwölbte Blüte gegen allzugroße Wärmeabgabe durch nächtliche Abstrahlung gesichert. Temperaturmessungen mittels eines in das Innere der Blüte gebrachten Thermometers ergaben Temperaturen, die im Durchschnitt im Blüteninnern $1\frac{1}{2}$ Grade höher waren im Vergleiche zur Außentemperatur. Viele Insekten benützen den natürlichen Schutz, den die Blütenkrone des Sturmhutes gegen Kälte und Durchnässung bietet, sich gegen die Unbilden der Witterung im Inneren des Helmes zu bergen.

Wie in einem Bilde empfangen wir gewissermaßen schon durch Erscheinung und Funktion der Pflanze den Eindruck der heilenden Kräfte des Aconitum Napellus.

186

Aus: *Allgemeine Homöopathische Zeitung* **201,** 3 (1956)   83-90.

Hahnemanns „Organon"*)

Von W. Gutmann

„W a g e, w e i s e z u s e i n" ist der Anruf des Schöpfers der Homöopathie im Eingang des „Organon" an den Arzt. Nicht besser könnte der revolutionäre und zugleich ordnungschaffende Charakter seines Geistes, wie seines in wohlgeordneten Paragraphen eine jahrtausendalte medizinische Tradition erschütternden Werkes ausgedrückt werden, als in diesem Aufruf zum Wagnis der Weisheit. Die im scholastisch-galenischen Panzer seit langem erstarrte Heilkunde wird von Hahnemann mit einem intuitiven Genieblitz über den Haufen geworfen, doch allsogleich wird an ihre Stelle ein neues, wohlgeordnetes Ganzes gesetzt. Dieser „Doppelkopf an Gelehrsamkeit", wie Jean Paul Hahnemann nennt, dieses Genie der Rationalität, offenbart aus tieferen Gründen seiner Existenz schon im Aufruf zu seinem Werk und im Kontrast der Paragraphenform zu einem revolutionären Inhalt jenes Prinzip der Polarität, das dem Charakter des Schöpfers, wie dem seines Werkes, der Homöopathie, zu Grunde liegt.

Wie in einem Vorspiel erscheinen nach diesem Auftakt in der nun folgenden Einleitung andeutungsweise bereits alle wesentlichen Themen des Werkes. „So lange es Menschen gab, waren sie auch einzeln, oder in Menge Erkrankungen ausgesetzt von physischen oder moralischen Ursachen her". In diesem Satz, mit dem die Einleitung beginnt, klingt schon leise das Motiv der „Urkrankheit", der Psora an, des chronischen Leidens, wie auch das der feststständigen epidemischen Krankheiten, als der beiden Grundformen aller Pathologie. Er schließt auch bereits die Grundformen der Ätiologie ein, die physischer oder psychischer Natur sind. Im folgenden Satz wird auf den wesentlich zur Krankheit disponierenden Faktor hingewiesen, der für Hahnemann im Abweichen von der einfachen Lebensweise, in der Zunahme zivilisatorischen Lebens liegt. Hierin liegt auch schon der Hinweis auf den grundlegenden Weg der Krankheitsverhütung, der demnach in der Einfachheit und Natürlichkeit der Lebensweise in ihrer Gesamtheit bestände. Später, in Paragraph 208 des Organon, faßt Hahnemann all das zusammen, was der Arzt zur Ordnung des Lebens beachten und regeln muß, was aber für Hahnemann nur die Voraussetzung für die eigentliche Therapie ist: Diät und Lebensweise, häusliche Lage, Beruf, Gemüts- und Denkungsart, welch letztere „psychisch zu leiten ist".

Unmittelbar folgend dieser grundsätzlichen Einstellung gegenüber dem Krankheitsproblem bezeichnet Hahnemann seine eigene Stellung in der Heilkunde. „Bald nach Hippokrates, also seit drittehalb Tausend Jahren gaben sich Menschen mit Behandlungen der sich mehr und mehr vervielfältigten Krankheiten ab, die diese mit dem Verstande und mit Vermutungen auszuklügeln sich von ihrer Eitelkeit verführen

---

*) Vortrag auf dem Hahnemann-Jubiläumskongreß 1955 in Stuttgart

ließen . . . und das theoretisch von ihnen Ausgeheckte hießen sie Systeme . . ." Damit tritt Hahnemann, Hippokrates ausnehmend, in Kampfstellung gegen seinen wesentlichen Gegner, die „Systeme", die er, wie Hippokrates wesentlich ein Erscheinungsforscher, auf das schärfste bekämpft. Hier sei daran erinnert, daß die Tendenz zur Systembildung auch später nicht aufgehört hat, und von höherer Warte aus gesehen, ist auch die gegenwärtige naturwissenschaftliche Medizin ein „System", insofern sie auf gewissen Voraussetzungen aufgebaut ist, wie vor allem auf der einer materiellen, mechanisch-kausalen Ursache allen Geschehens. Der Kampf gegen die Systeme in ihrer damaligen Ausprägung, dem ein großer Teil der Einleitung gewidmet ist, charakterisiert Hahnemann als den Forschertyp, der den Erscheinungen möglichst nahe zu sein sich bemüht, aus deren Fülle die Gesetzmäßigkeiten gewissermaßen von selbst sich ergeben. Dabei erkennt Hahnemann die „Hilfswissenschaften der Medizin", zu denen er Physik, Chemie, Naturgeschichte in ihren verschiedenen Zweigen, Anthropologie, Physiologie und Anatomie zählt, voll an, diese jedoch mit Klarheit von der Medizin als Heilkunde, also als Wissenschaft sui generis, unterscheidend.

Mit gleicher philosophischer Klarheit wendet Hahnemann nun sich dem Problem vom Wesen der Krankheit zu, das sinnlich nicht Erfaßbare der Krankheit, das „dynamischen" oder „geistartigen" Ursprungs ist, unterscheidend von der erkennbaren Entstehungsursache, der causa occasionalis. Alles, was wir heute Krankheitsursache nennen, ob bakteriellen oder endogenen Ursprungs, ist im Begriffe der causa occasionalis enthalten und damit grundsätzlich anerkannt. Jenseits davon gibt es jedoch die causa prima „dynamisch-geistartiger" Natur, womit Hahnemann nicht anders als der moderne Neovitalismus übergeordnete, immaterielle Ursachen annimmt. Den Sinnen erfaßbar sind die Projektionen der prima causa in „Beschwerden und Symptomen", d. h. subjektiven und objektiven Veränderungen. Mit letzteren wäre damit grundsätzlich jedes objektive Symptom, sei es direkt oder nur laboratoriumsmäßig faßbar, voll anerkannt, wenngleich zu Hahnemanns Zeit in erster Linie nur die subjektiven und jene vom Arzt mit seinen Sinnen erfaßbaren objektiven Symptome Grundlage der Behandlung sein konnten.

In den weiteren Ausführungen der Einleitung zeichnet sich bereits der Umriß einer systemfreien, voraussetzungslosen Heilkunde phänomenologischen Charakters ab.

Schließlich bringt die Einleitung das Thema der Naturheilkraft, die Hahnemann niemals leugnet, aber auf deren Unzulänglichkeit im Falle der Erkrankung er mit Recht hinweist. Man denke hier nur an eine Blinddarmentzündung oder an die diphtherische Membran, die, als Abwehrprozesse der Naturheilkraft, direkt zum Tode führen können. Die Notwendigkeit der Leitung dieser blinden Kraft, wie sie Hahnemann betont, gibt dem Arzttum und der Heilkunde erst die wahre Würde, Hüter der Natur und des Lebens zu sein. Die Formulierung des Ähnlichkeitssatzes und seine Kontrastierung mit dem Contrariumsatz bringt das Hauptthema, mit dem die Einleitung schließt.

Wie mit einem vollen Akkord setzt nun das Werk ein in Paragraph 1: „Des Arztes einziger und höchster Beruf ist, kranke Menschen gesund zu machen, was man Heilen nennt". „Nicht jedoch (wie die Fußnote fortfährt) das Zusammenspinnen leerer Einfälle und Hypothesen . . .". Den „Systemen", „Theorien" und „Erklärungsversuchen" abgewandt, sieht Hahnemann, der Pragmatiker, den einzigen Beruf des Arztes im Heilen. Mit entschiedener Klarheit entwickelt Paragraph 6 die Eigentümlichkeit der Homöopathie als einer pragmatisch-phänomenologischen Methode und charakteristischerweise gebraucht Hahnemann hier für seine phänomenologische Pathologie den Ausdruck „die Gestalt der Krankheit". Fortfahrend in Paragraph 7 anerkennt Hahnemann die selbstverständliche Notwendigkeit der Entfernung jeder causa occasionalis, welche auch den bakteriellen Faktor einschließen würde, aber sein weiterschauender

Geist weist auf die Gesamtheit aller Symptome der Krankheit, also das komplexe In-einanderspiel exogener und endogener Faktoren und Prozesse, als auf das zu Erken-nende und zu Behandelnde hin. Später, in Paragraph 58, wendet er sich noch einmal scharf gegen die monosymptomatische Methode der Behandlung, anstatt „das Total der Krankheit" anzugehen. Hiemit rührt er an eine der schwächsten Stellen der einseitig kausalen Forschungs- und Behandlungsmethode, die jeweils der augenblicklichen Mode-einstellung oder einer gerade gemachten Entdeckung folgend, einzelne Faktoren aus dem komplexen Gewebe lebendigen Geschehens heraushebt und in ihrer einseitigen Verfolgung zu Fehlgriffen, besonders im Sinne der Störung natürlicher Gleichgewichts-verhältnisse, führt.

Darüber hinaus ist es grundsätzlich das Simileprinzip, das allein die Totalität thera-peutisch erfassen kann, da logischerweise sich eine Gesamtheit oder Totalität nur in einem Analogon widerspiegeln kann, während das Contrarium, der Gegensatz, sei-nem Wesen nach immer nur einem Einzelsymptom entsprechen kann, dem es entgegen-gesetzt wird.

In den Paragraphen 9 bis 16 wird der Begriff der Dynamis, auf den sich HAHNE-MANN auch noch an anderen Stellen bezieht, eingeführt. Mit diesem Begriff der „geist-artigen Lebenskraft" reiht sich HAHNEMANN in jene Tradition ein, die mit HIPPO-KRATES' vis medicatrix naturae, ARISTOTELES' vis formativa beginnt, auch später immer ihre Vertreter gehabt hat und im modernen Neovitalismus ihre Fortsetzung findet. Die Gesamtheit der wahrnehmbaren Symptome — und dies würde auch jedes nur im Laboratorium zu findende „Symptom" einschließen — repräsentiert das Leiden der „geistartigen Lebenskraft", und mit seiner Hinwegnahme ist auch das Leiden der Lebenskraft behoben. Mit einem modernen, der Physik entlehnten Begriff könnten wir uns das Verhältnis von unsichtbarer Lebenskraft und sinnlich erfaßbaren Sym-ptomen in Analogie mit dem elektro-dynamischen Feld in seinem Zusammenhang mit einer bestimmten Konfiguration von Materie vorstellen.

Dynamisch wird auch von HAHNEMANN die Wirkung der Arznei aufgefaßt, in der, wie im Organismus, eine „geistartige" Kraft waltet. Diese ist ebenso unerkennbar, aber in ihren Wirkungen, das heißt, den von ihr erzeugten oder hinweggenommenen Sym-ptomen faßbar. Über die Erklärung der Ähnlichkeitswirkung sagt HAHNEMANN, der phänomenologisch Denkende, charakteristischerweise in Paragraph 28: „Da dieses Na-turheilgesetz sich in allen reinen Versuchen und allen echten Erfahrungen der Welt bekundet, die Tatsache also besteht, so kommt auf die scientifische Erklärung, wie dies zugehe, wenig an . . .". Doch gibt er, nach einem unbefriedigenden Erklärungsversuch, schließlich in Paragraph 58 die einzig mögliche Erklärung mit dem Hinweis auf die ein- und doppelphasische, die Erst- und Nachwirkung der Arznei. HAHNEMANN hat hier im Grunde schon all das gesagt, was später, von HUGO SCHULZ angefangen, nur in anderer Formulierung zur Erklärung der Ähnlichkeitswirkung in Regeln gefaßt wurde.

Die Krankheitslehre HAHNEMANNS führt als ihren zentralen Begriff in Paragraph 80 den Begriff der „Psora" ein, als der „Urmutter" der meisten chronischen Krank-heiten, Folge einer „miasmatischen Ansteckung". Kein Hinweis findet sich hier mehr auf Krätze. HAHNEMANNS Streben, immer zu einem letzten, allgemeinen und vereinheit-lichenden Prinzip vorzudringen, wie es für ihn in der Therapie das Ähnlichkeitsgesetz darstellt, findet in seiner Pathologie seinen entsprechenden Ausdruck im Psorabegriff.

Teilweise zeitgebunden, bedarf er in einer Hinsicht einer neuen Interpretation. Hier scheint die Deutung der Psora als Sammelbegriff für die Fokalerkrankungen diejenige zu sein, die uns den Psorabegriff klinisch begreifbar macht, wenn wir den Begriff der Fokalerkrankung genügend weit fassen. Wenn viele Jahre nach einem abgelaufenen Typhus ein Absceß, voll mit Typhusbazillen, plötzlich an der Körperoberfläche er-

189

scheint, wenn Brucellosis oder Amöbendysenterie für Jahre latent existieren, um plötzlich hervorzubrechen, wenn Tuberkulose Fern- und Späterscheinungen hervorbringt, Strepto- und Staphylokokken und andere Erreger latente Herde im Körper bilden, die immer wieder zu Krankheitseruptionen führen können, wobei auch die Haut mitreagieren kann, dann haben wir in diesem seit Menschengedenken bestehenden Antagonismus von Mensch und Bakterium (oder Miasma, wie Hahnemann es nannte), in diesem Urkampf zwischen dem höchstentwickelten und dem niedrigsten Lebewesen wohl eine zutreffende und im überzeitlichen Sinne gültige Vorstellung von dem, was Hahnemann in gewaltiger Schau „Psora" nannte. Sein Psorabegriff hatte jedoch nicht nur eine ätiologische, sondern auch eine pathologisch-funktionelle Bedeutung. Die Erkenntnis des Zusammenhanges zeitlich und örtlich oft weit auseinanderliegender Krankheitserscheinungen im Wege der Alternation, womit der für die Pathologie vielleicht fundamentalste Begriff der Metastase im hippokratischen Sinn in anderer Form wieder eingeführt erscheint, die Erkenntnis von dem, was man die Krankheitskette nennen könnte, wodurch das Problem der einzelnen Erkrankungen sich zum Problem der individuellen Lebenskrankheit erweitert, all dies läßt uns Hahnemanns Psoragedanken als einen wahren Königsgedanken der Pathologie erscheinen. Sein Genie sah jedoch in umfassender Weise alle Faktoren der Pathologie, und in der Fußnote zu Paragraph 93 und besonders in den Paragraphen 210—13, in denen er den Gemütszustand als wesentlichen Faktor der Pathogenese und für die Wahl der Arznei als geradezu führend bezeichnet, sehen wir seine Auffassung der Krankheit als eines psychosomatischen Gesamtgeschehens.

Die Pathologie der Geisteskrankheiten wird in Paragraph 215 dargestellt. Sie sind „nichts anderes als Körperkrankheiten, bei denen das, jedes eigentümliche Symptom der Geistes- und Gemütsverstimmung sich unter Verminderung der Körpersymptome erhöht und sich endlich bis zur auffallenden Einseitigkeit fast wie ein Lokalübel in die unsichtbar feinen Geistes- oder Gemütsorgane versetzt". Kurz gesagt, Geisteskrankheit ist eine Metastase einer symptomatologisch verschwundenen Körperkrankheit.

Die progressive Paralyse wurde ein erstes Beispiel für die Richtigkeit von Hahnemanns genialer Intuition, aber auch auf dem Gebiet der Ursachenforschung der endogen bedingten Geisteskrankheiten scheint sich eine Entwicklung anzubahnen, die Hahnemanns Standpunkt eines Tages erreichen mag. Wie auf somatischem Gebiet, so auch auf dem der Psychosen gab Hahnemann nicht nur die Theorie, sondern auch die therapeutische Antwort im Sinne der Ähnlichkeitsregel. Erfolgreiche Erfahrungen eines amerikanischen Psychiaters, Dr. Boltz, mit homöopathischer Behandlung von Schizophrenien, folgend Hahnemanns Anweisungen im Organon, fordern auf, auch auf diesem Gebiete Hahnemanns Genius zu vertrauen.

Hahnemanns Anweisung, in Körperkrankheiten die Gemütssymptome, in Geisteskrankheiten die Körpersymptome als führend für die Behandlung zu betrachten, zeigt uns eine ganz fundamentale Konzeption der Überkreuzung in der Gesamtpathologie. Eine in gleiche Richtung weisende Auffassung findet sich schon im indischen Mahabarata: „Tatsächlich entstehen die Geisteskrankheiten aus Körperkrankheiten und umgekehrt Körperkrankheiten aus geistigen Störungen".

Hahnemanns Pathologie der Geisteskrankheiten ergänzend, bringt Paragraph 224 eine klare Unterscheidung zwischen den Störungen, die wir heute als Psychose und Neurose bezeichnen, zugleich mit dem Hinweis auf die Zuständigkeit psychotherapeutischer Maßnahmen auf letzterem Gebiet, dagegen nicht auf dem der echten Geisteskrankheiten.

So steht Hahnemann in seinen grundsätzlichen Erkenntnissen auf dem Gebiete der gesamten Pathologie auf einer Höhe, wie sie teilweise erst heute allmählich erreicht wird, aber er weist zukunftsträchtig noch weit darüber hinaus.

Es bleibt als ein Letztes, auf Hahnemanns Auffassung von der „Dynamis" der Arznei in ihrer potenzierten Form, insbesondere in den immateriellen Potenzstufen, einzugehen. Hier beginnt ein kühnster Vorstoß in vollkommenes Neuland; und nicht dem ängstlich sich am gegenwärtigen Stand der Wissenschaft Festhaltenden, nur dem, der dem Anruf des „Aude, sapere" folgt, wird auch hier Wahrheit sich bestätigend erschließen. Allerdings muß er auf diesem Gebiete besonders der andern, ergänzenden Mahnung Hahnemanns im Organon folgen: „M a c h t ' s   n a c h ,   aber   m a c h t ' s   g e n a u   n a c h ". Wer genau Hahnemanns im Organon niedergelegten Verordnungsregeln folgt, erstens sorgfältig nach dem Simillimum zu suchen, das der Totalität der charakteristischen Symptome entspricht — womit in erster Linie die Symptome der individuellen Reaktionsweise des Patienten, allen voran die Gemütssymptome gemeint sind, und durchaus nicht immer oder viel später die pathognomonischen Symptome der Krankheit —, hierauf die Arznei, womöglich in hoher Potenz, in einer einzigen Gabe zu geben und unter Placebogebrauch die Wirkung abzuwarten, bevor wieder Arznei gegeben wird, dem werden die erstaunlichsten Erlebnisse seiner ärztlichen Praxis beschert werden.

Dem naturwissenschaftlich-kritisch Eingestellten seien besonders die Paragraphen 245—53 zur Beachtung empfohlen, da eben nur bei der genauen Befolgung der Hahnemannschen Verordnungsregeln sich die entsprechenden Phänomene und Erfahrungen ergeben. In Hinsicht der „prinzipiellen" Ablehnung der Hochpotenzen seien ihm die Worte eines bedeutenden Naturwissenschaftlers, des Biologen Uexküll, nahegelegt: „Die Isolierung des Bauplanes als eines immateriellen Faktors scheint den Naturwissenschaftlern in das Gebiet der Metaphysik hineinzuspielen und ist deshalb von vorneherein abzulehnen. Abgesehen, daß die Grenze zwischen Physik und Metaphysik nicht so sicher gezogen werden kann, wie es den Anschein hat, ist doch zu bedenken, daß das Leben selbst ein metaphysischer Vorgang sein könnte". „Jedenfalls wird sich die experimentelle Biologie nicht durch solche Bedenken abschrecken lassen, die als Naturfaktoren erkannten Pläne zu erforschen, auch wenn sie immaterielle Größen sind". In ähnlicher Weise bezeichnet Driesch die Entelechie als „einen nicht physikalischen, unräumlichen, teleologisch wirkenden Faktor", also als eine Tatsache.

Es will mir scheinen, daß die revolutionärste, in das Bereich der allgemeinen Naturwissenschaft vorstoßende Hahnemannsche Entdeckung, die der echten Hochpotenzwirkung, eben mit jenen Kräften zu tun haben mag, die die Baupläne in Aktion treten lassen und der vis formativa, der aristotelischen „Entelechie", zu Grunde liegen. Mit dieser Entdeckung Hahnemanns wäre vielleicht tatsächlich die Grenze zwischen Physik und einer konkreten Metaphysik zum ersten Mal experimentell erreicht worden.

Hier sei nur kurz auf die Experimente des amerikanischen Physikers Bridgman hingewiesen, der fand, wenn er Eis unter verschiedene Grade von Druck setzte, daß bei bestimmten Druckstärken die Kristalle plötzlich Änderungen in der Struktur zeigten. Wenn das Eis wieder zu Wasser geschmolzen und dann unter bestimmtem Druck gefroren wurde, nahmen die Kristalle sofort die für diesen Druck charakteristische Struktur an, ohne durch die vorhergehenden Stadien durchzugehen. Es ist, als ob das Wasser, bildlich gesprochen, einen Gedächtniseindruck der Kristallstruktur behalten hätte, vermöge dessen es sofort in die bestimmte Kristallstruktur zurückkristallisierte. In ähnlicher, physikalisch noch nicht geklärter Weise, mag das Verdünnungsmittel im Potenzierungsprozeß einen spezifischen „Eindruck" der Ausgangssubstanz zurückbehalten. Ein anderes Beispiel für solche „Substanzprägung" sind die Pfeifferschen Kristallisationsversuche, wo Zusätze von Pflanzenextrakten bis D 30 noch charakteristische Änderungen in den Kupferchloridkristallen erzeugten, die geradezu abbildhafter Natur waren.

Mit leuchtender Klarheit und eindringlicher Logik entwickelt Hahnemann im „Organon" seine Behandlungsmethode und Krankheitslehre, die jenem höchsten Ziele dient, das der erste Paragraph des Werkes in monumentaler Kürze ausdrückt: „Des Arztes einziger und höchster Beruf ist, kranke Menschen gesund zu machen, was man Heilen nennt". „Nicht aber", wie die Fußnote zu Paragraph 1 fortfährt, „das Zusammenspinnen leerer Einfälle und Hypothesen .... oder die unzähligen Erklärungsversuche über die Erscheinungen in Krankheiten ....". Wie hat sich die Homöopathie in ihrer späteren Entwicklung dieser Forderung gegenüber verhalten?

Nach Hahnemanns Zeit hat sich die homöopathische Literatur in ständig zunehmendem Maße mit eben solchen Hypothesen und Erklärungsversuchen befaßt. Getrieben von dem Bestreben, sich den jeweils und häufig genug wechselnden schulmedizinischen Anschauungen anzupassen, wurde endlos theoretisiert oder der immer wieder erneuerte Versuch gemacht, homöopathisches Gedankengut und Arzneiwissen in die jeweilige schulmedizinische Sprache zu übersetzen. „Thesen", „Fundamentalsätze", „Leitsätze" wurden immer wieder aufgestellt, die in modisch adaptierter Form nichts anderes waren als Paraphrasen dessen, was Hahnemann in viel klarerer Weise mit einfachen Worten gesagt hatte. Fundamental war in ihnen häufig nur das Mißverständnis vieler tiefster Einsichten und Erfahrungen des Genies Hahnemanns, die der Zeit weit voraus waren und, in vieler Hinsicht, noch sind. Auch die verschiedenen Interpretationsversuche des Ähnlichkeitsprinzipes besagen im Grund nichts anderes, als was Hahnemann bereits über die Phasenwirkung feststellte, und fügen Schätzenswertes nur dort zu, wo eine bestätigende Experimentation vorliegt. Auch der neuere Streit, ob denn nun das Ähnlichkeitsprinzip ein Gesetz oder eine Regel sei, verharrt in der gleichen Ebene theoretischen Disputes, wie schließlich das gänzlich un- und widerlogische quid pro quo, das Ähnlichkeitsprinzip wäre eine „Findungsregel", unsinnig ist, da doch nur mit Regelmäßigkeit gefunden werden kann, was auf einer vorher festgestellten echten Gesetzmäßigkeit beruht.

Ein gleiches Phänomen finden wir auf dem allgemeinen Gebiete der Pathologie. Zur Zeit von Schoenleins naturhistorischer Schule und der „physiologischen" Schule Wunderlichs wurde theoretisiert, um die Homöopathie diesen Schulen „anzupassen". In der Virchowschen Periode wurde viel Mühe darauf verwendet, die Homöopathie als nunmehr gerechtfertigte Vertreterin der Cellularpathologie hinzustellen oder sie auf diesen Weg zu weisen, und man fühlte sich dabei genau so sicher, wie später, als die Homöopathie im ganz entgegengesetzten Sinn der funktionellen Pathologie Bergmanns ausgedeutet wurde. In mißverständlicher Anwendung der Konstitutionslehre wurden die bis auf den heutigen Tag sich noch fortschleppenden Konstitutionstypen Grauvogls geschaffen oder die moderne Konstitutionstypologie herangezogen, wieder um zu „erklären", statt zu erkennen, daß es sich in der Homöopathie um eine therapeutisch-pharmakologische Reaktionstypologie im Sinne zahlreicher und lebensvoller Arzneikonstitutionstypen handelt, die sich nicht einer uniformen Typologie einfügen lassen. Standen dann im Gefolge der Konstitutionspathologie und infolge neuer Entdeckungen die endokrinen Drüsen im Vordergrund des Interesses, wurde endokrinologisch interpretiert. Wird im kaleidoskopartigen Wechsel medizinischer Anschauungen das Nervensystem zum Zentrum des Geschehens, wird die Homöopathie wieder neuralpathologisch fundiert. Ob Relationspathologie oder Psychosomatik oder Stress-Lehre herangezogen werden, man merkt nicht, daß, historisch gesehen, im Grunde immer das gleiche Spiel getrieben wurde und wird. Morgen werden vielleicht biophysikalische Anschauungen vorherrschen, organisches Getriebe als Wirkung biologisch-elektromagnetischer Felder erklärend, und immer werden sich neue Erklärungsmöglichkeiten auftun, entsprechend dem aller kausalen Forschung eigentümlichen regressus ad infinitum.

Von all den „Thesen", Hypothesen und Erklärungsversuchen, die allerdings einem menschlich verständlichen Bedürfnis entspringen, bleibt nichts, als die wenigen klinisch fundierten Arbeiten, die zugleich die Funktion erfüllen, unserer Schule neue Anhänger zuzuführen und so ihren Weiterbestand zu sichern. Wenn es auf den eigentlichen Zweck, das Heilen, ankam, dann haben alle homöopathischen Ärzte durch alle Zeitläufte mit ihren wechselnden Systemen hindurch immer dasselbe getan: sie gingen zur Arzneimittellehre, die wesentlich von HAHNEMANN und seinen engeren Schülern und Nachfolgern geschaffen wurde, wählten nach HAHNEMANNS Prinzip das Mittel und wandten es entsprechend seinen Regeln an, die Theorien beiseite lassend. In nichts spiegelt sich der überzeitliche Charakter der Homöopathie besser wider als in dieser Tatsache. Immer wird, jenseits aller Erklärungen, unerreicht, unberührt, unverändert von wissenschaftlichen Zeitströmungen, die Homöopathie dastehen, gültig wie in den Tagen HAHNEMANNS.

HAHNEMANN machte den Versuch, die praktische Heilkunde mit gewaltiger Kraft aus Systembildungen, Hypothesen und Erklärungsversuchen herauszuheben und sie phänomenologisch zu begründen, so daß alles, wie er einmal sagt, „reine Sprache der Natur sei", und damit gültig zu jeder Zeit. Eine neue Arzneiprüfung, ja nur eine neue gut beobachtete Modalität, sie bestehen und helfen im Heilgeschäft, wenn alle Erklärungs- und Interpretationsversuche längst historisch sind.

Der Schluß der Fußnote zu Paragraph 1 des Organon, der sich mit dem Thema Spekulationen und Erklärungsversuche befaßt, ruft uns zu: „... und es wird höchste Zeit, daß, was sich Arzt nennt, nun anfange zu handeln, das ist wirklich zu helfen und zu heilen".

Es erscheint tatsächlich wieder hohe Zeit, daß die homöopathischen Ärzte dem Anrufe HAHNEMANNS folgen und — statt den größeren Teil ihrer Energien dem Angleichen an die jeweilige Richtung der akademischen Medizin zu widmen — den Forschungsweg HAHNEMANNS beschreiten, der eine eigen-ständige, phänomenologisch-pragmatische Wissenschaft der Heilkunde begründete mit Arznei- und biologischer Regelforschung als Eigengebiet von vielfach gar nicht erfaßtem Ausmaße.

In diesem Sinne seien hier zum Schluß Hinweise für ein Arbeitsprogramm für die Zukunft vorgelegt, mit der Hoffnung, daß sich Arbeitskreise bilden mögen, die sich homöopathischer Arznei- und Regelforschung im Zusammenhang mit in gleicher Richtung wirkenden Gruppen in anderen Ländern widmen.

1. Obenan stehen hier Arzneiprüfungen im Sinne von Neuprüfungen und Nachprüfungen nicht genügend durchgeprüfter Arzneien.

2. Systematische Sammlung und Publikation toxikologischen Materials sollte zur Anregung der Prüfung gewisser Stoffe, sowie zur Ergänzung der Prüfung durchgeführt werden. Dieses Feld ist so groß, wie das der Naturreiche, und zahlreiche ungehobene Schätze spezifisch wirksamer Substanzen liegen hier, die in Erkrankungen hilfreich sein mögen, wo unsere bisher geprüften Mittel nicht ausreichen.

3. Auf dem Gebiete biologischer Ablaufsregeln, wie sie sich teilweise im Organon und bei späteren Nachfolgern HAHNEMANNS finden und die systematisch in ihrer praktischen Anwendung studiert werden sollten, seien schlagwortartig erwähnt: HERINGS Regel vom richtigen Heilungsverlauf, dem Verschwinden der Symptome in der allgemeinen Richtung vom Körperinnern nach der Peripherie und in der umgekehrten Reihenfolge ihres Erscheinens. Wiederauftreten und Schwinden alter Symptome aus der Vergangenheit kann mit etwas Aufmerksamkeit auf die Probleme der Reaktionsabläufe zeitweise beobachtet werden und dies gilt als gutes Zeichen für den Behandlungsverlauf.

Regeln der Prognose, die sich aus der Arzneireaktion ergeben. Bedeutung kurz oder lang dauernder Arzneiverschlimmerung oder Abwesenheit derselben.

Problem der Arzneiverordnung auf Grund der letzterschienenen oder ersterschienenen Symptome, wenn diese eruierbar sind.

Wiederaufnahme des Studiums der Arzneibeziehungen und genauere Anwendung der wertvollen Lehre von den komplementären Mitteln.

Studium der Nachwirkungsdauer einer Arznei und des oft mehrphasigen wellenförmigen Reaktionsablaufes, was man natürlich nur kann, wenn man nach HAHNEMANN eine einzelne Dosis nachwirken läßt, wie es die Reiztherapie der Schulmedizin vielfach oft vorbildlicher tut als der spezifische Reiztherapie treibende homöopathische Arzt.

Auf allen diesen Gebieten haben die alten HAHNEMANN folgenden Homöopathen oft feinste Beobachtungsarbeit geleistet, die äußerst wertvoll für die Behandlung ist und die wieder aufgenommen werden sollte, sei es zum Zwecke der Bestätigung oder Weiterführung.

Als weitere Arbeitsgebiete, die zum Teil nie systematisch angegangen wurden, seien erwähnt das Studium des Indikationsbereiches niederer, mittlerer und hoher Potenzen, worüber nur willkürliche Angaben bestehen, und im speziellen die Wirkungsfrage der Hochpotenzen.

Weiters Nachprüfung der von dem in vorbildlicher Weise bis zuletzt auch dosologisch experimentierenden HAHNEMANN gemachten Angaben über regelmäßige Arzneiverabfolgung in täglich veränderter Verschüttelung und Feststellung des Unterschiedes der Wirkung.

Welch fruchtbares Feld bietet sich hier, statt der dürren Weide theoretischer Allgemeinheiten und endloser Wiederholung des Alten in immer anderem, angepaßtem Gewande!

„Alterius non sit, qui suus esse potest". PARACELSUS' stolzes Wahlwort haben auch die Jünger HAHNEMANNS alle Ursache für sich in Anspruch zu nehmen. Möge die Feier der zweihundertsten Wiederkehr von HAHNEMANNS Geburtstag den Anstoß zu einer Wiedergeburt und Fortführung HAHNEMANNscher Homöopathie geben und die Parole dafür sei: „Zurück zum Organon!"

Aus: *Zeitschrift für Klassische Homöopathie* **26**, 3 (1982)   99-109.

Homöopathische Forschung*)
(Zusammenfassung älterer und neuerer Ergebnisse)

Von *W. Gutman*

Homöopathische Forschung im eigentlichem Sinn und ausschließlich charakteristisch für Homöopathie ist Arzneiforschung durch Prüfung der Substanz am gesunden Menschen mit dem Zwecke der therapeutischen Anwendung der Prüfungsresultate, ausgedrückt in Symptomen, auf der Basis des Ähnlichkeitsgesetzes. Diese Art der Forschung, durch *Hahnemann* zum ersten Mal in der Geschichte der Medizin eingeführt, ist deshalb die wichtigste, weil sie dem Arzt, der dem Ähnlichkeitsgesetz folgt, die Werkzeuge für die Behandlung des Kranken gibt. Sie benötigt weder Laboratorien noch Tierexperimente und kann zu jeder Zeit und an jedem Ort von einem Arzt und einer Gruppe freiwilliger Prüfer durchgeführt werden. Durch das Genie *Hahnemanns* und seiner Methode hat der Arzt – unabhängig von aller chemisch-pharmazeutischen Industrie – eine einzigartige Position, er wird mit der Hilfe seiner Prüfergruppe zum Schöpfer neuer Arzneimittel, die auf echte Heilung gerichtet sind, und damit zum eigentlichen *Vollarzt*.

Da internationale Zusammenarbeit allen Wissens- und Forschungsgebieten eigen ist, aber auf dem Gebiete homöopathischer Forschung noch fehlte, riefen wir den Internationalen Homöopathischen Forschungsrat ins Leben, später als Forschungskomitee der Liga eingegliedert. Die Schaffung einer solchen Organisation machte es möglich, zum ersten Mal Prüfungen einer Substanz international durchzuführen, womit die Absicht verbunden war, nicht nur so die Zahl der Prüfer zu vergrößern, sondern durch voneinander unabhängige Prüfungen der gleichen Substanz eine größere Kontrollmöglichkeit in Bezug auf die Objektivität der Resultate zu schaffen. Gleichzeitig war damit die Absicht verbunden, dem wichtigsten Forschungsgebiet der Homöopathie einen neuen Antrieb zu geben, der, im Vergleich zur früheren Homöopathie, von wenigen Ausnahmen abgesehen, recht mangelhaft geworden war.

Das Folgende bringt in abgekürzter Form die Resultate der durch uns organisierten internationalen Prüfungen zusammen mit klinischen Bestätigungen, sowie der persönlich durchgeführten Prüfungen; außerdem Berichte über Fälle, wo das Mittel direkt aufgrund des Ähnlichkeitsgesetzes gefunden wurde.

Jedoch können Substanzen jenseits des kurativen Zweckes auf Basis des Ähnlichkeitsgesetzes auch präventiv-medizinisch angewendet werden. Zur Zeit, als medizinische Organisationen mit Hilfe der Massenmedien vor allem in den U.S.A. für die universelle Wasserfluoridierung eintraten, unternahmen wir eine Prüfung von Natriumfluorid in einer Verdünnung proportio-

---

*) Erweiterte Form des Vortrags auf der Ligatagung in Hamburg 1979.

nal der bei der Wasserfluoridierung angewandten, jedoch *potenziert,* in der Erwartung, früher Symptome zu erhalten, als dies mit bloßer Auflösung in Wasser anzunehmen war. Im folgenden sei ein abgekürzter Prüfungsbericht gegeben (vollständig veröffentlicht im *Journal of the American Institute of Homoeopathy,* March-April 1958).

1. Natrium fluoratum

Einundzwanzig männliche Studenten, alle in gutem Gesundheitszustand, nahmen an der Prüfung des ihnen unbekannten Stoffes teil. Der Prüfung ging eine Periode der Beobachtung, ohne etwas zu nehmen, voran. Während dieser Periode wurden auch die üblichen Untersuchungen gemacht. Es folgte eine Woche Plazeboeinnahme. Zu Beginn wurden 6 Studenten ausgewählt, die nichts zu nehmen hatten, aber gleichwohl mit ihrer Selbstbeobachtung fortfahren sollten. Keine dieser Gruppen zeigte irgendwelche Symptome. All dies wurde unternommen, um der Suggestion zugängliche Prüfer zu erkennen, und wenn nötig, auszuscheiden. Von der ganzen Gruppe von 15 tatsächlich prüfenden Studenten blieben 5 symptomlos.

Es wurde durchschnittlich 3 x 1 Tablette Nat-f. D 5 gegeben, manchmal auch 2stündlich während einer Periode. Ein Student erwies sich als besonders sensitiv gegenüber dieser Substanz und ersuchte wegen starker Unannehmlichkeit der Symptome um Unterbrechung. Er wurde überredet, weiter zu prüfen, erhielt aber, ihm natürlich unbekannt, Plazebo. Seine Symptome verschwanden, um nach Abgabe der tatsächlichen Substanz wieder einzusetzen.

Beobachtet wurden in einigen Fällen rötlichpapulöse Hautausschläge, mit Jucken. Fibrilläres Muskelzucken in einigen Fällen, ein typisches Symptom für Fluoride, hervorgerufen durch Störung des Kalkstoffwechsels. Die Mehrzahl der Prüfer hatten Muskel- und Gelenkschmerzen, manchmal blitzartig oder stechend, manchmal schon nach dem ersten Prüfungstag.

Nach Einführung der Trinkwasserfluoridierung hatte ich Gelegenheit, eine Frau mittleren Alters zu beobachten, die arthritische Schmerzen und Schwellungen an den meisten Fingergelenken entwickelte. Es wurde festgestellt, daß

das Wasser der Stadt fluoridiert war. Nachdem ich sie auf nicht fluoridiertes Wasser gesetzt hatte, das man in großen Flaschen kaufen konnte, verschwanden alle Schmerzen. Sie übersiedelte später in eine andere Stadt, wo nach einiger Zeit die arthritischen Beschwerden wieder auftraten. Ich fand heraus, daß auch in dieser Stadt das Wasser fluoridiert war. Wieder auf nicht fluoridiertes Wasser gesetzt, verlor sie alle Erscheinungen.

Toxikologie industrieller Vergiftungen, unsere Prüfung und der zuletzt geschilderte Fall erweisen in konklusiver Weise die Gefahren der Wasserfluoridierung bei täglichem Dauergebrauch. Die Fluoridierung kann nicht nur eine bereits bestehende Arthritis verschlechtern, sondern auch bei disponierten Personen Arthritis hervorrufen.

Wenigstens im Falle einer größeren Stadt hatten wir die Genugtuung, daß unser Material die Einführung der Fluoridierung verhinderte. In einem Dankbrief schrieb der Leiter der Antifluoridierungs-Gruppe, daß unser Material in mehrfachen Abstimmungsgängen während einer Reihe von Jahren, trotz Unterstützung der Fluoridierung durch alle Massenmedien, im Stande war, die Fluoridierung zu verhindern.

Unsere Bemühung zeigte, daß sich Homöopathie auf dem Gebiet der Präventivmedizin und Volksgesundheit wertvoll erweisen kann. In Anbetracht der Menge chemischer Substanzen seit der revolutionären Invasion durch die Chemie in Boden, Nahrung und Luft, könnte Homöopathie mit ihrer Kenntnis infinitesimal kleiner Dosen besonders bei langdauernder Einwirkung hilfreicher sein als die mehr oder minder willkürlich eingeführten „Standards" und Grenzen der noch „harmlosen" toxischen Dosen.

Der therapeutische Gebrauch von Nat-f. in potenzierter Form wurde in einem besonderen Artikel von bis jetzt 15 überraschend positiv reagierenden verschiedenen Formen von Arthritis nachgewiesen (vgl. Z. Klass. H. 1982, H 1).

2. Influenza Nosode

In Anbetracht, daß Influenza die am weitesten verbreitete epidemische Krankheit ist und die homöopathisch gebrauchten „Influenzina" von zweifelhafter Herkunft sind, führten wir vor Jahren die erste *echte Influenzanosode* ein, indem wir die homöopathische Firma *Nelson* in London ersuchten, sich von den dortigen Influenzalaboratorien der WHO (Weltgesundheitsorganisation) eine Mischung von zahlreichen Virusstämmen zu verschaffen und diese Mischung bis zur D 30 zu potenzieren. (Viel später, anläßlich eines internationalen Symposiums von Epidemiologen in Bern, wurde die gegenwärtige Form der Influenzavakzinierung als von zweifelhaftem Wert betrachtet, und der Schweizer Vertreter schlug vor, eine Vakzine aus verschiedenen Virusstämmen zu benutzen).

Im folgenden wollen wir vervollständigt kurz über die Nosode berichten. *Dr. Pratt* in England und wir in den USA sammelten mit einer Gruppe mitwirkender Kollegen 385 Personen, die die Nosode einnahmen. In den USA war beabsichtigt, eine Kontrollgruppe zu bilden, was aber nicht möglich war, da die schulmäßige Vakzination verlangt wurde. In England wurde ein Vergleich in bezug auf die Häufigkeit der Influenzaattacken während fünf Winter gemacht. In einer Gruppe von 70 Probanden zeigten sich gegenüber dem durchschnittlichen Befall von 40 Infektionen während dieser Periode nur 21 Erkrankungen nach Einnahme der Nosode. Im Ganzen zeigten sämtliche Fälle in USA und England einen präventiven Effekt von 86%. Der rumänische Delegierte des Internationalen Homöopathischen Forschungsrates, *Dr. Jonescu,* der für seinen Versuch Unterstützung von seiten des Gesundheitsministeriums hatte, berichtete einen präventiven Effekt von 95% in einer Gruppe von 1.200 Personen. *Dr. Schwarzhaupt* in Deutschland führte einen Versuch in einer Fabrik mit 113 Arbeitern aus, von denen die Hälfte nicht behandelt wurde, während die andere Hälfte die Nosode erhielt. Die Gruppe mit der Influenzanosode zeigte während derselben Influenzaepidemie einen durchschnittlichen Verlust von 12 Arbeitstagen, während die Kontrollgruppe einen durchschnittlichen Verlust von 45 Arbeitstagen hatte.

Die Wirksamkeit des Präparates erwies sich auch dadurch, daß einige Personen, die das Präparat präventiv nahmen, nach der Einnahme leichte und vorübergehende Symptome von Influenzacharakter hatten, also Prüfungssymptome hervorbrachten.

Entsprechend den immunologischen Prozessen, der Bildung und dem Abfall der Immunkörper gegen das Grippevirus, ist eine Tablette monatlich während der Wintermonate angezeigt. Die Nosode kann vom Erzeuger *Nelson* & *Co.* in London bezogen werden, nur unter der Bezeichnung Influenzatabletten I.H.R.C. (Internat. Homoeop. Research Council).

3. Sulphurosum acidum

Die Luftverschmutzung affiziert mehr oder weniger jeden, jedoch sie affiziert besonders und manchmal in gefährlicher Weise Menschen mit respiratorischen Erkrankungen, Bronchitis, Asthma, Emphysem. Der allgemein anerkannte Hauptfaktor für Luftverschmutzung und deren Folgen ist das Schwefeldioxid in der Luft. Dieses wird durch die immer vorhandene Feuchtigkeit der Luft zu schwefliger Säure umgewandelt und als solche eingeatmet. Schweflige Säure ist einer der stärksten die Luftwege reizenden Faktoren.

In Anbetracht dieser Situation kam uns der Gedanke, eine Desensibilisierung gegen die schweflige Säure mit Hilfe potenzierter schwefliger Säure zu versuchen (D 30 in Tablettenform). Wiederum wurde ein Team homöopathischer Ärzte organisiert, das Material verteilt, um es in Einzeldosen zu geben und entsprechend individueller Notwendigkeit zu wiederholen.

Ein 65 Jahre alter Chemiker leidet seit ca. 10 Jahren an Emphysem. Als Chemiker war er gewohnt, den charakteristischen Geruch von schwefliger Säure schon in geringen Mengen wahrzunehmen. Wann immer der über das Radio bekannt gegebene Grad der Luftverunreinigung erhöht war, fühlte er eine zusammenschnürende Sensation in der Luftröhre, „als würde mir die Luft abgeschnitten". Dies war besonders auf seinem täglichen Gang zu seinem Laboratorium, in einer Gegend, in der infolge lokaler Bedingungen der Gehalt der Luft an Schwefeldioxid besonders hoch war, der Fall. Er erhielt Ac.sulphurosum D 30, eine Dosis. Da er in einer anderen Stadt lebte, hinterließ ich ihm einige Tabletten, die er nur in Intervallen, wenn angezeigt, einnehmen sollte. Entgegen der Vorschrift nahm er mehrere Tage hindurch täglich eine Tablette, worauf er eine von ihm nicht erwartete Reaktion bekam. Es war „als wäre ich in einem extremen Grade Emissionsgasen ausgesetzt gewesen". Im Gefolge dieser Aggravation wurde er von seinen früheren Beschwerden trotz fortgesetzter Exposition für einen ganzen Monat frei. Nach einer geringen Rückkehr seiner Symptome nahm er eine weitere Tablette, nach einem weiteren Monat eine dritte Dosis. Er war dann symptomfrei für 6 Monate. Dieser Fall konnte bis jetzt 2 Jahre ver-

folgt werden. Er hatte gegenüber Luftverschmutzung keine Reaktion mehr. Bemerkenswert war seine Beobachtung, daß seine Nase nicht mehr die frühere besonders starke Geruchsempfindlichkeit gegenüber Schwefeldioxid hatte. Dies würde die Tatsache unterstreichen, daß es sich um eine wirkliche Desensibilisierung handelte. Im Ganzen erhielt dieser Patient nicht mehr als fünf Einzeldosen im Laufe eines Jahres.

Die nächste Beobachtung betrifft eine 60jährige Frau, die an periodischen Asthmaattacken leidet, besonders, wenn höhere Grade von Luftverschmutzung am Radio gemeldet wurden. Sie erhielt ohne ihr Wissen eine Dosis von Ac.sulphurosum 200. Beim nächsten Mal berichtete sie, daß sie trotz über das Radio gemeldeter Erhöhung der Luftverschmutzung keine übliche Verschlechterung hatte. Die Patientin, noch unter Beobachtung, erhielt in Intervallen weitere Dosen; Sensitivität gegen vermehrte Luftverschmutzung hat seither abgenommen. Wir hatten noch mehrere ähnliche Fälle; weitere 38 positive Fälle wurden von dem mitwirkenden Ärzteteam berichtet, (Amer. J.H., Brit. Hom. J.).

Im Verlauf unserer Untersuchung erwies sich Ac.sulphurosum als wertvolles Mittel bei verschiedenen Fällen von Bronchialasthma und Emphysem. 59jähriger Mann, schweres Emphysem mit starker Dyspnoe, konnte kaum sprechen und liegen und mußte sitzend schlafen. Einzeldosis von Ac. sulphurosum D 30. Deutlich Besserung am nächsten Morgen, allmählich weitere Besserung unter höheren Potenzen. Er ist ein bemerkenswert veränderter Mann, Lunge klar, keine Geräusche mehr. Nach 55 Jahren in ärztlicher Praxis habe ich niemals einen Fall von Emphysema gesehen, der so auf ein Mittel reagiert hätte wieder dieser" (Dr. *Dwight Smith*).

Mann, 58 Jahre, Lastwagenchauffeur, der einen Betonmischer seit 30 Jahren fährt und immer staubexponiert ist, leidet an einem chronischen Emphysem. Eine Reihe von Ärzten informierte ihn, daß sie nichts für ihn tun könnten. Er kam, unfähig zu arbeiten, wegen schwerer Anfälle von Dyspnoe. Singende Geräusche über der ganzen Lunge. 3 Wochen nach 1 Dosis Ac. sulphurosum kam er wieder, berichtend, daß er nur 3 mal Atemnotanfälle gehabt hätte und verlangte eine zweite Dosis von der „Mirakelmedizin", wie er sie nannte. Er erhielt nun eine Gabe in 200 Potenz. 3 Wochen später berichtete er „keine Anfälle", und dies trotz der Atmosphäre, der er durch seine Arbeit ausgesetzt war. 4 Wochen später „keine Schwierigkeiten", wünscht entlassen zu werden. Wurde angewiesen zu telefonieren, wann immer Symptome sich zeigen sollten. Er telefonierte 4 Wochen später, daß er sich zum ersten Mal seit 10 Jahren vollkommen wohl fühle (*D. R. Seidel,* Philadelphia).

70jähriger Mann, Emphysem, kommt in die Ordination mit Dyspnoe und von fern her hörbarem Giemen. Nach einer Dosis Ac. sulphurosum D 30, sofort gegeben, hört das Giemen innerhalb von 4 Minuten ganz auf. Dies war der dramatischste Effekt, den ich je in einem Fall von Emphysem gesehen habe (*Dr. Goldberg,* Cincinnati).

In unserem vollständigen Bericht wurden zahlreiche andere Fälle beschrieben, alle mit positiven Resultaten. Daneben gab es auch Fälle mit nur mäßigem oder negativem Resultat. Jedoch die vielen positiven Fälle sprechen für sich selbst, besonders die rein therapeutischen, und es bedürfte noch einer individuellen Symptomanalyse, um die Fälle nach Art ihrer Reaktion zu unterscheiden; auch die therapeutische Angehbarkeit eines Falles spielt noch eine Rolle. Auf alle Fälle sind diese positiven Erfahrungen von Bedeutung auf einem Gebiet, wo die Medizin wenig oder nichts zu bieten hat.

4. Cadmium metallicum

Cadmium wurde bis jetzt noch nie in der Medizin gebraucht. Nachdem wir das erste internationale Prüferteam organisiert hatten, schlugen wir zur Prüfung Cadmium metallicum vor.

Der Grund für die Wahl von Cadmium, und später Beryllium, war, die Lücke in der Arzneimittellehre zu schließen, wo sie am schmalsten war, bei den Metallen ferner Substanzen auszuwählen, bei denen aufgrund ihres industriellen Gebrauchs eine reiche toxikologische Literatur bestand, so daß bereits ein „Skelett" für eine Prüfung vorhanden war. Da das kommerziell erhältliche Cadmium beträchtliche Spuren von Arsen und Zinn enthält, ließen wir ein gereinigtes Cadmium von einer auf solche Prozesse spezialisierten Firma herstellen, die Präparation Cadmium met. purum nennen, mit der die Prüfung angestellt wurde und welche daher auch allein therapeutisch anzuwenden ist. Diese erste internationale Prüfung wurde von 38 Prüfern beider Geschlechter in den USA, Großbritannien, Schweiz und Argentinien durchgeführt und im J. Amer. Inst. Hom. und anderen homöopathischen Zeitschriften veröffentlicht.

Als ich alle Berichte erhalten hatte, erkannte ich in einem Teil der Prüfung meine eigenen Symptome. Nach einer akuten Grippeattacke litt ich zu einem extremen Grade an einem Zustand von Apathie, der schon wochenlang gedauert hatte und gegen den alle in Betracht kommenden Mittel machtlos gewesen waren. Nach Einnahme einer Dosis Cadmium met. 30 fand ich mich am nächsten Tag in fröhlichster, aktiver Laune, die Apathie war vollkommen verschwunden. Seither sah ich eine Anzahl ähnlicher Fälle, von denen ich nur zwei erwähnen will.

Mann, 48 Jahre, leidet seit fast 3 Jahren nach einer Grippe an Konzentrationsschwierigkeiten,

Vergeßlichkeit, großer Müdigkeit und vollkommener Apathie. Er erhielt eine Dosis Cadm. met. 30. Nach 2 Wochen kommt er wieder zur Nachuntersuchung und erklärt wörtlich: „Es ist phantastisch". Der ganze Zustand, auch die signifikante Apathie, war vollkommen behoben und so blieb es.

Mann, 30 Jahre, leidet seit einer Influenzaattacke vor 3 Jahren an großer Müdigkeit und vollständiger Apathie. Er ist Geschäftsreisender und kommt nach 2 Monaten wieder, berichtete vollständige Erholung nach der einen Gabe; er brauchte nur noch eine Dosis Psorin 200 (leichtes Schwitzen und Zugempfindlichkeit).

Die öfters lang andauernden Nachwirkungen einer Grippeattacke werden oft nicht als solche erkannt, der Patient spricht oft nur von einer „Erkältung", die er gehabt hatte, während es sich um den lang währenden toxischen Effekt des Grippevirus handelt, bei dem die üblichen diagnostischen und therapeutischen Maßnahmen negative Resultate haben. Ich gebrauche für diese chronischen Zustände den Ausdruck „Influenzosis". Sie ist viel häufiger, als sie erkannt wird und kann auch unter dem Bilde einer Depression auftreten.

Ein 22 Jahre altes Mädchen wurde von der Mutter zu mir gebracht, nachdem sie es schon zum Psychiater hatte bringen wollen. Sie weinte ohne äußere Gründe unaufhörlich. Nachdem ich herausgebracht hatte, daß der Anfang der Depression kurze Zeit nach einer „Erkältung" vor 3 Monaten aufgetreten war (mit anamnestisch für eine Grippe verdächtigen Zeichen) gab ich 1 Dosis Cadm. met. 30 (auch „Depression" findet sich in der Cadmiumprüfung). 2 Wochen später kam die Patientin wieder und sagte wörtlich: „Ich verstehe es nicht, früher mußte ich immer weinen, jetzt muß ich immer lachen, wie ich es gerne tue."

Eine andere Indikation für Cadm. met. kann Migräne sein.

52jährige Patientin litt seit 40 Jahren, also seit früher Jugend, an Migräneattacken, die manchmal täglich für zwei Wochen auftraten, Intervalle nie länger als 3 Wochen. Cadm. met. C 6, 2 Tabletten täglich, später jeden 2. Tag für 6 Wo-

chen. Von Beginn der Behandlung an keine Attacken mehr. Patientin ist nun (ohne weitere Medikation) seit 5 Jahren frei von jeder Attacke. Diese Attacken waren schwer, wechselnd, einmal rechts-, einmal linksseitig, begleitet von Skotom und Übelkeit, pulsierend. Das der Cadmiumprüfung entsprechende Leitsymptom war „besser von Kälte und Druck", ähnlich Bryonia, aber Cadmium met. ist in solchen Fällen das tiefer wirkende Mittel. Wir konnten mehrere Fälle mit Cadmium met. 200 heilen, mit einzelnen Dosen in Intervallen.

Das gesamte Prüfungsbild sollte noch weitere Indikationen ergeben, die untersucht werden sollten.

5. Beryllium

Auch Beryllium ist eine Substanz, die noch nie in der Medizin gebraucht wurde. Die sehr interessante toxikologische Literatur, die seit seinem industriellen Gebrauch entstanden ist, legt definitive Möglichkeiten für therapeutischen Gebrauch nahe, wenn man sich von der Ähnlichkeitsregel leiten läßt. Aus diesem Grunde wurde es von uns für eine internationale Prüfung vorgeschlagen. Eine Teilprüfung der D 3 wurde von Dr. *Templeton* (London) mit 7 männlichen Prüfern durchgeführt. Die charakteristischeren Symptome waren: Dyspnoe; intensiver Husten; kann nicht genug husten, um das spärliche Sputum herauszubringen; schneidende Schmerzen unter dem Brustbein; kleine Geschwüre an Lippen und Zungenspitze; brennendes Gefühl im Pharynx; der wie glasiert erscheint; jukkende Ausschläge; allgemeine Schwäche. Wir fügen die der Toxikologie entnommenen Symptome hinzu: Bronchitis; Bronchiolitis; Dyspnoe ohne Proportion zu den geringen physikalischen Symptomen; Granulome ähnlich tuberkulösen Granulomen und sarcoidähnliche Granulome. Das wesentliche Symptom ist Dyspnoe, ohne Proportion zum physikalischen Befund. Diese wird bei Berylliumintoxikation durch Verhinderung der Sauerstoffübertragung in die Alveolen hervorgerufen.

Durch einige Fallberichte sei der therapeutische Wert von Beryllium, nach der Simileregel und potenziert angewandt, dargestellt.

6jähriges Mädchen mit schwerer Bronchiolitis. „Ärgster Fall von Dyspnoe, den ich in 60jähriger Praxis gesehen habe". Kalium bichromicum und Hepar, nach Symptomen sonst angezeigt, sind erfolglos. Die Atemnot scheint außer Proportion zu den physikalischen Zeichen zu sein. Nun wurde Beryllium 30 halbstündlich gegeben, nach der 6. Gabe Atemnot und Expektoration außerordentlich gebessert, das Intervall zwischen den Gaben wurde verlängert, in drei Tagen war das Kind geheilt (D. Griggs).

60 Jahre alte Frau, leidet an Lungenfibrose, Emphysem, Arteriosklerose, hohem Blutdruck, entwickelt nach einer Infektion der Luftwege schwere Atemnot. Nach einer Gabe Beryllium 30 noch am gleichen Tag abends viel besser. Ähnliche Attacken von Dyspnoe folgten, verschiedene Mittel waren erfolglos, jedesmal, wenn Beryllium gegeben wurde, guter Besserung ein. Von nun an wurde je eine Gabe Beryllium 30 einmal im Monat gegeben. Die Patientin fühlt sich nun seit drei Monaten viel besser (Dr. Trexler).

Ein 60 Jahre alter Mann leidet seit früher Jugend an Bronchitis, hustet alle Nächte hindurch. Nach Beryllium 200, in längeren Intervallen wiederholt, fast völliges Aufhören des Hustens (Eigene Beobachtung).

Einige weitere Beobachtungen von Dr. Griggs: Ein Fall von Pharyngitis mit brennenden Schmerzen, schlechter von heißen, besser von kalten Flüssigkeiten, der Pharynx mit dem „glasierten" Aussehen, wie in der Prüfung beschrieben, geheilt mit Beryllium.

Gastritis, vollkommener Verlust des Appetits, schläfrig nach den Mahlzeiten, schlechter von Anblick und Geruch von Speisen. Nach Versagen sonst angezeigter Mittel (Colchicum, Cocculus, Sepia) geheilt mit Beryllium.

Fall mit persistierendem Husten mit messergleich schneidenden Schmerzen hinter dem oberen Sternum und süßlichem Auswurf. Stannum und Phosphor erschienen angezeigt, waren aber erfolglos, Beryllium heilte. Beide Fälle bestätigen Symptome der Prüfung.

35jähriger Mann: ständiger Husten, Gewichtsverlust, Entwicklung von Tumoren im unteren Teil der rechten Lunge. Nach gründlicher Untersuchung wurde Tuberkulose ausgeschlossen und nach einer weiteren Reihe von Untersuchungen konnte die Diagnose Boecksches Sarkoid gestellt werden. Nach verschiedenen Verschreibungen aufgrund der Symptome, die alle erfolglos waren, wurde Beryllium (Potenz nicht angegeben) in Intervallen für 6 Monate gegeben. Patient gewann wieder an Gewicht, fühlte sich allgemein besser. Die letzte Röntgenaufnahme zeigte vollkommenes Verschwinden der Tumoren. Auch wenn in Betracht gezogen wird, daß Sarkoide sich manchmal spontan zurückbilden, ist dies doch ein bemerkenswerter Fall und in Übereinstimmung mit den toxischen Effekten von Beryll, was wieder auf die Wichtigkeit toxikologischer Wirkungen hinweist und ein Grund war, Beryllium für die Prüfung auszuwählen.

Ein führendes Symptom für Beryllium ist die im Verhältnis zum Befund am Respirationstrakt unverhältnismäßig starke Atemnot.

6. Rauwolfia serpentina

Rauwolfia wurde von uns bald nach seinem Bekanntwerden für eine Prüfung empfohlen und diese von einer Gruppe unter Leitung von Dr. Templeton, später noch unabhängig durch Dr. Leeser durchgeführt. Wenig Gebrauch wurde bisher von den 6 Prüfern unter Dr. Templeton produzierten Symptomen gemacht. Ein einziger Prüfer hatte das Symptom „Schmerzen in einem Bein, schlechter, wenn im Stehen das Gewicht auf dieses Bein verlegt wurde". Dies erwies sich in Fällen von Ischias als führendes Symptom, nachdem wir wieder ein Team von einigen Ärzten zur klinischen Anwendung organisiert hatten.

64jähriger Mann mit Ischias, ausstrahlend von der linken Gesäßseite in das Bein, stechend, schlechter beim Aufstehen, besser von Bewegung. Indizierte Mittel waren erfolglos. Patient berichtete später, daß Gewichtsverlegung auf dieses Bein die Schmerzen verstärkten. Ich gab Rauwolfia 200 mit unmittelbarer Erleichterung, gefolgt von vollständiger Heilung. Dr. *Templeton* hatte einen gleichen Erfolg, in einem ähnlichen Fall. Wir sammelten in unserer Gruppe 5 weitere zum Teil schwere Fälle von Ischias, alle mit Rauwolfia geheilt und wollen nur noch einen, besonders charakteristischen Fall erwähnen: Ein Lastwagenchauffeur leidet schon längere Zeit an Ischias, hat große Schwierigkeiten, auf den Sitz zu steigen, weil durch die stärkere Belastung des kranken Beines bedeutend mehr Schmerzen auftraten. Rauwolfia 200 heilte in kurzer Zeit (Dr. *Troup*).

Wir berichten diese Fälle, weil sie auch in anderer Hinsicht von Bedeutung sind. Die Prüfung beweist, daß statistische Auswertung der Ergebnisse ganz zwecklos sein kann. Alles hängt von dem oft einzigen Prüfer ab, der, wie in diesem Falle, sich sensitiv gegenüber der zu prüfenden Substanz erweist. Ich lasse seither oft einen Ischiaskranken im Stehen das Gewicht auf das kranke Bein verlegen. Diese (in Repertorien nicht vorhandene) Modalität ist aber nur von Wert, wenn sie ganz deutlich auftritt und damit charakteristisch ist.

7. Alloxan

Gemeinsam mit Dr. *Templeton* wiesen wir aufgrund toxikologischer und physiologischer Überlegungen auf Alloxan hin, das selektiv die Langerhanszellen des Pankreas zerstört, und damit auf eine Möglichkeit, in Potenz gegen Pankreasdiabeteṣ wirksam zu sein. Dr. *Templeton* führte eine kurze Prüfung durch, bei der einige Prüfer eine leichte Glykosurie zeigten. Dr. *Colin-Guilbert* und Dr. *Lamasson* konnten in einigen Fällen von juvenilem Diabetes die Insulinmenge herabsetzen, wenn vorher Alloxan in Potenz (nicht genannt) gegeben wurde. Ein indischer Kollege berichtete, daß in mehreren Fällen von Diabetes nach Alloxan in Potenz der Blutzucker deutlich niedriger wurde. Das Präparat wurde von der Firma *Nelson* in London hergestellt. Diese Erfahrungen mit Alloxan sollten in mittleren Potenzen (6C) weiterverfolgt werden.

8. Acidum hydrocyanicum

Auch hier wird ein Vorschlag auf physiologischer Basis gemacht. Der Nobelpreisträger Otto *Warburg* fand, wie er schrieb „in tausenden von Experimenten", daß der gemeinsame und daher als kausal zu bezeichnende Faktor für die Krebsentstehung bei den wohlbekannten Krebserzeugern Arsen, Teer, Röntgenstrahlen usw., in lokal herabgesetzter Zellatmung und daher verminderter Oxygenisierung besteht. Die Dysfunktion dieses lebenswichtigsten Prozesses führt zur Umbildung der normalen in eine karzinomatöse Zelle. Die Verminderung der Oxygenisation erhöht die Glykolyse im Stoffwechsel und führt damit zu einer Vermehrung von Milchsäure in den Geweben, welche der Hauptfaktor für die Vermehrung der Krebszelle ist. Er fand in Karzinomgewebe einen 10fach erhöhten Gehalt an Milchsäure, bei gutartigen

Tumoren einen dreifach erhöhten Gehalt. In Amerika wurde ein Aprikosenkernextrakt in einem umstrittenen Mittel gegen Krebs versucht, eine Wirkung in inoperablen Fällen auch von einigen Ärzten bestätigt. Diese Samenkerne enthalten in minimalen Mengen Ac. hydrocyanicum, das stärkste aller Atemgifte. Es würde sich um einen Fall von Homoeopathia involuntaria handeln.

Wir konnten bis jetzt nur den Fall einer 70jährigen Frau beobachten, die 20 Jahre nach der Mastektomie einen inoperablen Rückfall mit schwerer, äußerst schmerzhafter Ulzeration der linken Brusthälfte und zahlreichen Metastasen bekam. Wir gaben Acidum hydrocyanicum D 4, 3 mal täglich 5 Tropfen und konnten zwar den Ausgang nicht verhindern, doch trat Schmerzlosigkeit bis zum Ende ein. (Die Lösung muß frisch präpariert und in dunklen Gläsern aufbewahrt werden.)

9. Hirudo officinalis

Gegen trombozytopenische Purpura gibt es keine spezifische Behandlung. Eine 47jährige Frau, die an diesem Zustand litt, kam mit Zeichen allgemeiner Schwäche und den charakteristischen Hämorrhagien der Haut, wie auch mit inneren Hämorrhagien solchen Ausmaßes, daß eine Splenektomie in Betracht gezogen wurde. Nach ihren Symptomen konnte man an Natrium mur. und Phosphor denken, aber

mit zu bezweifelndem Effekt. An Hirudo officinalis denkend, die noch nicht geprüft war, gaben wir eine Einzeldosis des Präparats in 200. Potenz. Es stieg die Zahl der Plättchen von 160.000 innerhalb 12 Tagen auf 210.000, nach weiteren 6 Wochen, ohne Wiederholung der Gabe, auf 250.000 und weiter auf 500.000 über die normale Zahl an. Dann kam es zu einem Rückfall, die Plättchen sanken auf 190.000. Eine zweite Dosis von Hirudo 200 wurde gegeben, 6 Tage nachher stieg die Zahl auf 220.000, nach drei Tagen auf 240.000. eine folgende Untersuchung nach einem längerem Intervall zeigte 250.000 Thrombozyten, eine weitere Gabe brachte einen Anstieg auf 300.000. Nach einiger Zeit kam wieder ein Abfall auf 180.000, nach einer Gabe von 1M Anstieg auf 250.000. Es wurden, wenn nötig, weitere Dosen in Intervallen gegeben; nach jeder Dosis stieg die Zahl der Plättchen wieder an. Keine weitere Medikation war mehr nötig, gelegentliche Nachprüfungen zeigten normale Werte, bei mehrjähriger Nachbeobachtung zeigte sich die Patientin geheilt. Nach Veröffentlichung dieses Falles berichtete Dr. *Sankaran* (Bombay) zwei weitere Fälle von thrombozytopenischer Purpura, beide mit Hirudo geheilt.

10. Acidum oxalicum

Ein 45jähriger Mann wurde im Rollstuhl zu mir gebracht. Mit 3 Jahren hatte er die erste Blutung von längerer Dauer nach einer Verletzung, mit 5 Jahren eine 2 Wochen dauernde Blutung nach Fall auf die Stirn; damals hatte er auch die erste Gelenksblutung in das linke Knie. Die Diagnose der echten Haemophilie wurde an einer Universitätsklinik gestellt, obwohl in der Familie keine Kranken festgestellt werden konnten. Solche Fälle sind in der Literatur bekannt (*Harrison*). Mit 9 Jahren schwere Blutung nach einer Zahnextraktion. Er bekam zu verschiedenen Zeiten Bluttransfusionen, wurde nach einigen Jahren nochmals an einer Universitätsklinik vollständig untersucht. Nach weiteren Gelenksblutungen zeigte das Röntgenbild schwere destruktive Arthritis in zahlreichen Gelenken, als Folge dieser Blutungen. Gelegentlich hatte der Patient auch Nierenblutungen. Die Koagulationszeit, normal bis 10 Minuten, war bei ihm verlängert auf 2 Stunden. Der Patient hatte schon von anderen Ärzten Phospor, Lachesis, Crotalus, Sanguinaria, Ipecacuanha, Hamamelis, Thuja, Sulphur und Calcarea in niedrigen wie hohen Potenzen ohne irgendwelchen Effekt erhalten. Einer plötzlichen Eingebung folgend, entschied ich mich, Acidum oxalicum zu geben, wobei ich mich an die Zugabe von Oxalsäure zu Blutproben zwecks Verhinderung der Blutgerinnung erinnerte. Ich gab eine Dosis Acidum oxalicum 200, welche gleiche Dosis in Intervallen von 6-8 Wochen, später auch in höheren Potenzen, wiederholt wurde. Die Blutungen in die Gelenke, die früher monatlich auftraten, traten nun nur 2-3 mal im Jahre auf, mit sehr geringen Attacken im Intervall. Im Verlauf der Behandlung während 3 Jahren hatte der Patient nur mehr ganz selten kleine Attacken und war im Stande, seine Geschäftstätigkeit, die langdauernde Luftreisen erforderte, wieder aufzunehmen. Die Koagulationszeit betrug jetzt nur noch $3^{1}/2$ Minuten. Wir hörten später nichts mehr von dem Patienten, der in eine andere Gegend des Landes zog, aber würden annehmen, daß wir im Falle eines Rückfalles von ihm gehört hätten, da nur Acidum oxalicum in diesem sonst unheilbaren Falle geholfen hatte.

11. Bothriocephalus latus

Wir können einen Fall von perniziöser Anämie anfügen, in dem wir eine Präparation von Bothriocephalus latus in 200. Potenz gaben. Mehrere Dosen wurden in Intervallen gegeben, jedes-

mal stieg die Zahl der Erythrozyten etwas an (von ursprünglich 3,5 zu 4,2 Mill.) bei gleichzeitigem Verschwinden des charakteristischen Zungenbrennens, sowie der Parästhesien. Wir überwießen dann den Patienten zur üblichen Therapie der Perniciosa.

Diese 3 hämatologischen Fälle erwiesen die Behandlungsmöglichkeiten mit echten Hochpotenzen, zwei dieser Fälle beweisen ferner, daß eine Prüfung allein manchmal nicht genügt. Hirudin wurde später in gereinigter Form auf unseren Vorschlag eingehend von Dr. *Raeside* (London) geprüft, aber die Symptomatologie gab keinen Hinweis auf einen möglichen Gebrauch bei thrombozytopenischer Purpura. Auch gibt die reiche Symptomatologie von Acidum oxalicum keinen Hinweis auf die Therapie der Hämophilie, wo wir das Mittel einsetzten. Aber in allen Fällen folgten wir der *Ähnlichkeitsregel.*

Mit den ersten drei Mitteln konnten wir zeigen, daß Homöopathie auch in der Volkshygiene warnend oder präventiv wirken kann. Zugleich konnte ihre kurative Wirkung bei Krankheiten gezeigt werden. Mit den anderen neuen Mitteln konnte auf Fälle, bei denen bis dahin kein spezifisches Mittel existierte, kurativ Einfluß genommen werden.

Der nicht geringen Arbeit an einer Prüfung, der viel Überlegung und die Anstrengungen der freiwilligen Prüfer gewidmet werden müssen, *muß die Bemühung der Ärzte entsprechen,* die durch Anwendung des Mittels und Publikation eines jeden Falles die Prüfungssymptome und Indikate zu verifizieren haben. Dies war in der vergangenen und eigentlich *großen Zeit* der Homöopathie selbstverständlich. Denn ohne fortlaufende klinische Bestätigung bleibt die Prüfung unvollständig. Klinische Beobachtungen fügen oft wertvolle Modalitäten hinzu. Jeder publizierte Fall, bei dem ein neues Mittel verordnet wurde, ist von *größerem Wert* für den Fortschritt der Homöopathie als *praktischer Arzneiwissenschaft,* als viele *theoretische* Artikel oder Fallberichte mit *altbekannten Mitteln.* Unsere Fälle demonstrieren ferner, daß die Suche nach neuen Mitteln gerechtfertigt ist, da es noch Fälle gibt, bei denen bisher bekannte Mittel sich als nicht oder nur wenig wirksam erweisen.

Wie ersichtlich gingen wir neben der klassischen Methode der Arzneiprüfung auch einen etwas abweichenden Weg. Jenseits des Buchstudiums der Arzneimittellehre und des Repertoriums kann ein mehr imaginativer, freier Blick in die Natur mit erweiterter Anwendung des Ähnlichkeitsgesetzes manchmal zu überraschenden Heilungen führen.

Zusammenfassung:
Arzneiversuche sind das eigentliche Forschungsgebiet der *Hahnemannschen* Homöopathie. Es wird über 11 solcher Versuche berichtet. Ihnen muß notwendig die Verifizierung und Publikation aus der Praxis folgen, um der wissenschaftlichen Arzneimedizin die Voraussetzungen zu schaffen.

*

Die Potenz

„Wenn starke Geisteskraft
Die Elemente
An sich herangerafft"
  Goethe (*Faust*, 5. Akt)

Die Wissenschaft der Materie – die Naturwissenschaft – beruht auf dem Prinzip der Kausalität, handelt von sichtbaren oder faßbaren, erkennbaren Elementen und physikalischen Energien. Alles was wägbar, meßbar, zählbar ist (*Galileo*), ist ihr Bereich, Anziehungs-, Abstoßungskräfte, Strahlungen von aller Materie, von hoch Komplexem bis zum subatomaren Bereich.

Aber es wirkt noch eine andere, nicht wägbare, nicht meßbare, nicht zählbare Kraft in allem bestehenden, das immateriell Natur ist: die „Vis formativa", ein anderes Reich, das Reich der schöpferischen Bildkräfte, der „Gestalt". Diese „Vis formativa" ist die „Geisteskraft", die sich der Materie zur Realisierung des Gesetzes der Kausalität bedient. Diese andere Welt, ebenso *Hahnemanns* „Geistige Lebenskraft" oder „Dynamis" wie *Paracelsus*, „Archeus", der Bauherr, der die immaterielle Kraft der Idee gibt, die sich in der Materie verwirklicht. Niemals können Physik und ihre Theorien erfassen, was wir „die Gestalt" nennen. Diese gehört einem anderen, nicht materiellen Gebiet an. Sie gehört dem Reich der „Vis formativa" an, das selbst wiederum höheren und unerklärbaren Reichen angehört.

Wenn *Goethe* in seinem Gartengespräch mit *Schiller* die Urpflanze erklärte, antwortete der Kantianer *Schiller*: „Aber dies ist eine Idee." Worauf *Goethe* sprach: „Dann ist es mir lieb, daß ich eine Idee schauen kann." *Schiller* sah mit einem menschlichen Auge, *Goethe* mit einem geistigen Auge.

Eine ganze Wissenschaft, die „Parapsychologie", die an drei Universitäten Lehrkanzeln besitzt, wie auch die berühmte „English Society for Psychic Research", haben ein großes, mit aller wissenschaftlichen Kritik behandeltes Material angesammelt, freilich ohne Erklärungen, bestenfalls Hypothesen zu geben, ein Material, das mit nichtmateriellen Kräften zu tun hat.

Es handelt sich um einen anderen Bereich der Welt. Die „Vis formativa", allen unbewußt, wirksam in jeder Zelle, in jedem Körper, in der gesamten Umwelt-, eine Kraft geistiger Art, die, weil in jedem Augenblick der Existenz, gewissermaßen alltäglich wirkt wie Auf- und Untergang der Sonne, als Ereignis gar nicht erfahren wird. Es ist die eigentliche schöpferische Kraft innerhalb jeder Gestalt, als welche die Welt immer erscheint. Es ist dieses physikalisch nicht mehr faßbare Gebiet, die immaterielle Potenz, durch welche das Genie *Hahnemanns,* die Welt des schöpferischen Immateriellen zum erstenmal zur Anwendung brachte.

„Es sind viele Dinge horativ,
zwischen Himmel und Erde
von denen sich unsere Schulweisheit
nichts träumen läßt."
Shakespeare (*Hamlet,* 1. Akt)